다이어트·디톡스의 이해

다이톡스
DIETOX

그림으로 재미있고 알기 쉽게 풀이한

다이어트·디톡스의 이해

다이톡스
DIETOX

글/그림 홍동주

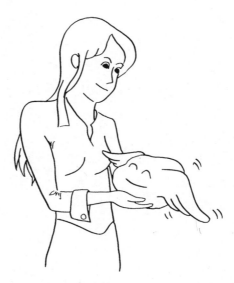

다이어트와 디톡스를 알아야
건강하게 오래 살 수 있다!

아름다운 사회
Beautiful Society

현대 문명이 낳은 독(毒)과 비만

모든 생명체는 먹어야 살 수 있다. 대다수 생명체는 정확히 먹을 만큼만 먹고 욕심을 부리지 않지만, 사람은 충분히 먹고도 더 먹는다. 그리고는 비만의 덫에 걸려 살을 빼려고 안간힘을 다한다.

물론 잘 먹고 많이 먹는 것이 잘못된 것은 아니다. 단, 먹은 양만큼 소비하지 않아 몸을 학대하는 것은 잘못이다. 몸 안에 남아도는 영양소는 독을 만들고, 독이 지방을 끌어들여 비만을 유도한다. 이처럼 몸을 학대하면 몸의 저항력이 거세져 오히려 자신의 몸을 정복하려 한다. 이것이 바로 자가면역질환이다. 비만은 자가면역질환의 일종으로 면역의 균형이 깨져서 발생하는 질병이다. 세계보건기구(WHO) 역시 비만을 질병으로 구분하고 있다.

실제로 많은 사람이 독과 비만으로 고통받고 있다. 분명한 것은 모든 결과에는 원인이 있고, 원인을 정확히 알면 해답을 찾을 수 있다는 점이다.

비만은 그 자체가 위험한 것은 아니지만 여러 질병을 유발할 위험성이 있다. 많은 전문가가 모든 질병의 뿌리로 비만을 꼽는 것이 그래서다. 이제는 질병의 원인을 찾을 때 체질량지수(Body Mass Index)를 통한 체지방 검사를 하는 것이 통례다. 이는 비만이 질병의 근원임을 단적으로 보여주는 증거다.

다이톡스의 재해석

독과 비만은 밀접한 관계가 있다. 몸 안에 독이 많으면 지방이 독을 감싸 저장하기 때문에 인체에 지방이 쌓인다. 따라서 이 둘은 항상 세트로 묶어서 문제를 풀어야 한다.

인체에 독이 쌓일 경우 냉장고 역할을 하는 지방이 그 독을 감싸 저장한다. 그렇지 않으면 독이 온몸을 돌아다녀 세포와 장기에 치명적인 질병을 유발할 수 있기 때문이다. 갑자기 뱃살이 나온다면 이는 배가 차갑고 냉으로 인해 독이 쌓이고 있다는 증거다. 부분비만이라 불리는 셀룰라이트(Cellulite)가 형성되는 것 역시 임파선이 모인 곳이 차가워져 독이 쌓이고 있음을 의미한다. 독은 항상 지방을 끌어들이고 이것이 과하면 비만이 된다. 그래서 다이어트와 해독을 함께하는 다이톡스가 필요한 것이다.

사실 많은 사람이 '해독'과 '다이어트'를 어렵게 여긴다. 어쩌면 그것이 자기 자신과의 싸움이기 때문에 그런 것인지도 모른다. 아무튼 기대하는 결과를 얻으려면 독이 쌓이는 과정과 지방 축적 메커니즘을 정확히 이해해야 한다.

이 과정을 제대로 인식하지 못할 경우 해독과 다이어트 요법의 희생양이 될 수 있다. 불어나는 지방을 무조건 나쁜 것이라고 인식하는 것은 오히려 다이어트에 부정적 영향을 준다. 그보다는 지방을 적이 아닌 친구로 만들어 지방이 몸을 위해 헌신하게 해야 한다. 이것이 다이톡스가 원하는 방향이자 우리에게 주는 선물이다.

다이톡스의 자세

　다이톡스를 하려면 지금까지의 모든 해독과 다이어트 방법을 잊고 새로운 다이톡스 원리를 받아들여야 한다. 다시 말해 '어떻게 하면 살을 뺄 수 있을까?'가 아니라 '왜 살이 찔까?'로 접근해야 한다. 살이 찌는 원인을 제거하면 다이어트는 자연스럽게 진행된다.

　사실 살이 찌는 것은 쉬운 일이 아니다. 우리 몸은 살이 붙고 독소가 쌓이는 것을 가만히 내버려두지 않게 설계되어 있다. 그럼에도 불구하고 독소가 쌓이고 살이 찌는 것은 몸의 여러 가지 균형이 무너진 결과다. 복합적인 요인으로 인해 살이 찐다는 얘기다.

　많은 사람이 "살을 빼는 것은 어렵다"고 말하지만 실상은 그렇지 않다. 살은 오랜 시간에 걸쳐 지방이 축적되면서 찐다. 처음에는 다들 그렇게 출발한다. 그러다가 임계선(臨界線)이 무너지면 그때부터 쉽게 살이 찌기 시작한다.

　하지만 지방을 잘 알고 활용할 경우 그 시간보다 짧은 시간 내에 살을 뺄 수 있다. 간단히 지방이 제 역할을 하도록 돕고 있어야 할 곳에 모이게 하면 된다. 이렇게 하면 갑상선에 무리가 따르지 않으면서 요요현상도 발생하지 않는다. 이 책은 그 방법을 자세히 설명하고 있다.

　《다이톡스》의 핵심은 지방을 가장 친한 친구로 만들라는 것이다. 지방을 평생 함께할 삶의 친구로 만들어야 한다. 그러면 그 친구가 내게 자신감을 불어넣고 아름다움을 선사할 것이다.

차례

제3장 비만의 진실

제6장　다이톡스를 위한 올바른 식단

제1장

비만의 원인

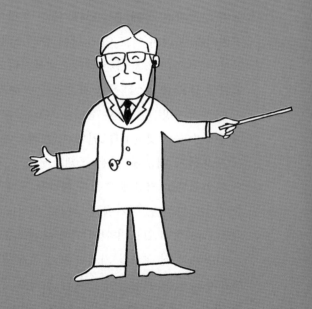

지질은 **중성지방, 인지질, 스테로이드**로 나뉜다. 이 중에서 우리가 흔히 말하는 지방은 중성지방을 말한다. 이것은 인체의 영양 저장과 에너지에 쓰인다. 인지질은 몸의 구성 성분으로 세포막을 형성하고, 생리 기능을 하는 스테로이드는 성 호르몬을 만든다.

중성지방은 다시 글리세롤과 지방산으로 분해되는데, 글리세롤은 젤 형태로 화장품이나 연고 등 수많은 제품의 원료로 쓰인다. 지방산은 포화지방산, 불포화지방산, 트랜스지방산으로 나뉘며 소화관을 통해 흡수된다. 특히 포화지방산은 고체 형태로 'Fat'이라 불리며 이로 인해 나쁜 콜레스테롤, 즉 LDL이 간에서 만들어진다. LDL을 나쁜 콜레스테롤이라고 하는 이유는 조직과 혈관에 붙은 콜레스테롤을 간으로 운반하기 때문이다.

불포화지방산은 액체 형태로 'Oil'이라 불리며 역시 간에서 만들어진다. 이것이 HDL인데 이 콜레스테롤은 세포막과 세포에서 사용하기 때문에 '좋은 콜레스테롤'로 불린다. 트랜스지방산은 인위적으로 지방에 수소를 첨가해 고체 형태가 된 마가린이나 쇼트닝을 말한다. 여기에는 일자로 된 시스(cis)형과 구부러진 트랜스(trans)형이 있으며 이 중에서 트랜스형이 인체에 해롭다.

지방은 지질 대사를 거쳐 인체에 흡수되며 그중 에너지원으로 사용하고 남은 지방산이 근육과 조직에 쌓인다. 이때 체내 에너지 저장소 역할을 하는 지방세포가 지방 축적을 담당한다. 지방세포는 온몸에 고루 퍼져 있지만 특히 피하지방과 복부에 많이 있다.

이러한 지방세포는 비만의 원인인 백색 지방세포와 비만을 해

결해주는 갈색 지방세포로 나뉜다. 백색 지방은 열을 내는 미토
콘드리아의 수가 적고 지방을 계속 흡착해 신체의 불균형과 비만
을 만든다. 성인들에게 보편적으로 나타나는 백색 지방은 나쁜
지방으로 불린다. 반면 인체에 쌓인 지방을 분해하고 열량으로
사용해 다이어트에 효과를 볼 수 있는 '착한 지방'이 갈색 지방이
다. 미토콘드리아가 많아 체온을 유지해주고 에너지원으로 쓰이
는 갈색 지방은 어린아이에게 많이 나타난다. 흔히 '비만' 하면 백색
지방세포가 커지고 그 수도 증가하는 것을 말한다.

▼ 대표적인 지질의 구성도

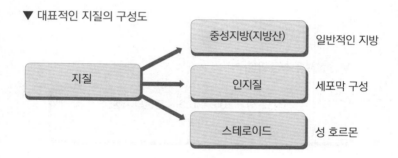

2 비만이란?

비만이란 체지방이 정상치(남자 15~20퍼센트, 여자 20~25퍼센
트)보다 많은 상태(남자 25퍼센트 이상, 여자 30퍼센트 이상)를 말한
다. 좀 더 쉽게 말하자면 **본인의 정상체중보다 20퍼센트 이상의 체중
이 나가는 때를 의미한다.**

일반적으로 비만은 섭취한 영양소를 에너지로 사용하는 것보다 사용하지 못해 몸에 쌓이는 것이 늘어나면서 발생한다. 이러한 비만은 에너지 대사 문제를 비롯해 유전적 요인과 환경적 요인의 영향을 받는다.

비만은 크게 두 종류로 분류할 수 있다. 하나는 1차성 비만인 **단순성 비만**(Simple obesity)으로 과한 영양 섭취와 운동 부족으로 생긴다. 다른 하나는 2차성 비만인 **증후성 비만**(Symptomatic obesity)으로 호르몬 대사 이상이나 자율신경 교란을 일으키는 시상하부 문제, 전두엽 기능 이상으로 사고력과 판단력이 흐릿해져 발생한다.

▼ 정상체중 측정 방법

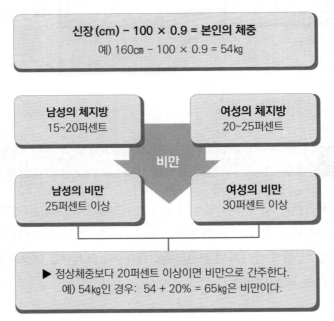

신장(cm) − 100 × 0.9 = 본인의 체중
예) 160cm − 100 × 0.9 = 54kg

남성의 체지방
15~20퍼센트

여성의 체지방
20~25퍼센트

비만

남성의 비만
25퍼센트 이상

여성의 비만
30퍼센트 이상

▶ 정상체중보다 20퍼센트 이상이면 비만으로 간주한다.
예) 54kg인 경우: 54 + 20% = 65kg은 비만이다.

　전두엽에서 이성이 감성을 통제하면 영양 섭취와 함께 다이어트 프로그램으로 체중을 충분히 감량할 수 있다. 그런데 안타깝게도 현대인은 이성이 아닌 감성으로 입맛을 다스린다. 감량을 하려면 평소에 섭취하는 음식의 질을 높이되 양은 줄이고 더 많은 운동을 해야 한다.

　손쉬운 방법으로 체중을 줄이기 위해 약물에 의존하면 장기적으로 부작용이 발생할 수 있음을 염두에 둬야 한다.

　약물 치료에는 크게 두 가지 방법이 있다. 하나는 **식욕억제제 복용**이고, 다른 하나는 **지방 분해 효소를 억제해 지방이 흡수되지 못하게 함으로써 지방을 몸 밖으로 배출하는 약물 복용**이다.

　식욕억제제로는 흔히 시부트라민(Sibutramine)을 사용하는데, 평균적으로 1년에 약 10퍼센트의 체중 감량 효과를 볼 수 있다. 하지만 혈압, 두통, 심한 갈증 등의 부작용이 따른다. 지방배출제로는 오르리스타트(Orlistat)가 있으며 지방의 30퍼센트를 배출해 몸에 지방이 쌓이는 것을 막는다.

　문제는 지용성 비타민 A, D, E, K를 흡수할 때 지방이 필요하다는 데 있다. 즉, 지방을 과다하게 배출하면 정작 필요한 지용성 비타민의 결핍이 발생할 수 있다. 또한 지방이 적정량으로 유지되지 않으면 피부의 탄력이 떨어지고 거칠어질 수도 있으므로 주의해야 한다.

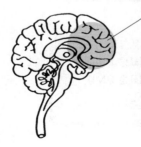

전두엽과 비만의 관계

전두엽은 행동과 정보를 조절해 이성적으로 판단하는 기능을 한다. 따라서 전두엽이 제 기능을 다하면 우리는 본능보다 학습과 습관에 따라 행동한다. 비만은 이러한 전두엽의 판단과 행동을 무시할 때 발생하는 것으로 이성이 아닌 감성의 지배를 받아 음식을 섭취한 결과다.

1) 체질량지수(BMI, Body Mass Index)

체질량이란 인체 내의 물질의 양(量)을 말한다. 그중에서도 지방의 양을 추정해 상태를 측정할 때 많이 사용하는 지수를 체질량지수(BMI)라고 한다.

BMI는 몸무게를 신장의 제곱으로 나눈 수치로 구분해 정의한다. 예를 들어 신장이 160센티미터이고 몸무게가 55킬로그램이라면 BMI 수치는 21.5다. 이것은 체질량이 정상적임을 의미한다. 평균적으로 20.1~25는 정상체중, 25~29.9는 과체중을 뜻한다. 이 수치가 30~40이면 비만이라고 하고 40.1부터는 고도비만이라고 한다. 이 수치대로라면 160센티미터인 사람의 몸무게가 102.6킬로그램까지 나올 수 있다.

만약 BMI가 26일 경우에는 21인 사람에 비해 당뇨병에 걸릴 확률이 여성은 8배, 남성은 4배 높다. 담석증이나 고혈압이 발생할 확률도 2~3배 높아지는 것으로 알려져 있다.

▼ BMI 측정 알아보기 (160cm × 55kg의 여성)

체중(kg)/신장(cm) × 신장(cm) = 본인의 체질량

적용 방법 예) 55/1.6 × 1.6 = 55/2.56 = **21.49BMI**
160cm × 55kg의 정상 BMI는 20~25 사이
몸무게는 52~64kg 사이

▼ 몸무게를 간단히 측정하는 방법

남성 = 신장(cm) × 신장(cm) × 22(표준 BMI)
여성 = 신장(cm) × 신장(cm) × 21(표준 BMI)

적용 방법 예) 1.6 × 1.6 × 21 = 53.76kg

2) 과체중과 고도비만

과체중은 비만으로 가는 길에 들어선 사람을 말한다. 이는 **정상 체중(신장 – 100 × 0.9)**보다 좀 더 체중이 나간다는 뜻으로 해석한다. 하지만 이 측정법은 약간 부족한 면이 있으므로 아래의 방법을 참조해 본인의 이상적인 체중을 알아두는 것이 좋다.

과체중일 경우 혈압이 조금씩 상승하면서 당뇨가 진행되기 시작한다. 더불어 만성피로를 자주 느끼고 머리가 무거워진다. 이런 증상이 현저하게 나타날 때는 이미 비만이 진행된 상태라고 할 수 있다.

고도비만은 비만을 뛰어넘은 상태로 호르몬 대사 이상이 가장 큰 원인이다. 따라서 위를 절단하거나 밴드로 묶는 등의 극단적인 방법 혹은 특수 약물을 사용한다. 고도비만은 심각한 질병 상태이므로 전문의의 도움을 받아 치료해야 한다.

● **원법:** 신장(cm) – 100 × 0.9 = 표준체중

● **변법:** 신장 165cm 이상　　 = 신장(cm) – 110 = 표준체중(kg)

　　　　　신장 164 ~151cm　 = 신장(cm) – 105 = 표준체중(kg)

　　　　　신장 150cm 이하　　 = 신장(cm) – 100 = 표준체중(kg)

비만도의 기준

측정체중 – 표준체중 × 100

● –10 에서 +10퍼센트까지 = 정상체중
● 10퍼센트 초과 = 과체중
● 20퍼센트 초과 = 비만
● 30퍼센트 초과 = 고도비만

3 세상은 독으로 가득 차 있다

'서문'에서 말했듯 비만을 해결하려면 비만과 독, 지방의 관계를 알아야 한다. 그것이 문제를 푸는 출발점이다. 이미 알고 있겠지만 세상은 독(毒)으로 가득 차 있다. 독은 바이러스처럼 여러 형태로 우리를 위협하는데 자연에 존재하는 독은 인간에게 그리 위협적이지 않다. 자연에는 독과 독을 중화하는 정화 능력이 공존하기 때문이다. 그런데 우리가 사용하는 생활용품의 70~80퍼센트는 모두 석유에서 인위적으로 추출해 만든 화학물질이다. 이러한 성분이 삶을 윤택하게 하는 동시에 독으로 변질돼 우리 몸에 쌓임으로써 건강을 해치고 있다.

그뿐 아니라 산업 발달과 자동차의 배기가스 증가로 공기와 땅, 물이 오염되고 있다. 그러다 보니 먹거리마저 안심할 수 있는 상태가 아니다. 안타깝게도 점점 병들어가는 지구에서 독을 피할 방법은 절대적으로 줄어들고 있다.

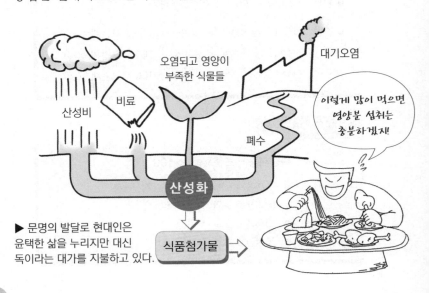

▶ 문명의 발달로 현대인은 윤택한 삶을 누리지만 대신 독이라는 대가를 지불하고 있다.

4 독을 피할 방법은 없다

어디를 가든 이제 우리가 독을 피할 방법은 없다. 세상이 하나로 연결돼 있기 때문이다. 공기는 대기권에서 네 땅 내 땅 가리지 않고 떠다니고 바닷물도 해류를 통해 온 바다에서 뒤섞이며 흘러다닌다. 산성비는 청정지역에도 어김없이 내리고 이로 인한 지하수 오염은 날로 심각해지고 있다.

그럼 방 안에 가만히 있으면 안전할까? 오히려 생활가전제품 때문에 전자파라는 독을 얻을 뿐이다. 이제라도 우리는 똑똑한 삶이 아니라 지혜로운 삶을 살아야 한다. 지혜로운 사람은 피할 수 없는 독에 슬기롭게 대처하고 최소한의 독만 섭취해 스스로 건강을 지켜나간다. 몸 안에 쌓인 독을 중화하고 배출하는 올바른 방법을 선택하는 것도 지혜로운 삶이다.

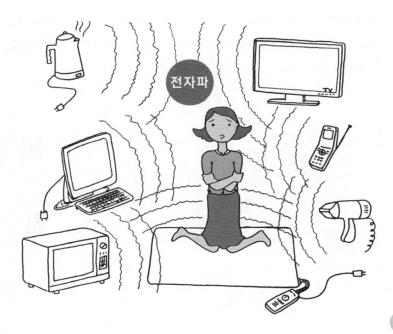

전자파

우리가 사는 세상에 안전지대는 없다. 세상은 이미 오염으로 물들었고 이런 상황에서 건강을 유지하는 것은 매우 어려운 일이다. 어떤 생활을 하든 우리는 여러 통로로 매일 독을 들이마시고 있다. 이러한 독은 인체의 대사 과정으로 배출되기도 하지만, 일정 부분은 쌓여 질병을 일으킨다. 특히 중금속은 일단 인체 내에 들어오면 여간해서는 빠져나가지 않는다.

실제로 암 환자는 대부분 심각한 중금속 중독 상태에 있다. 성인병으로 오랜 기간 고통을 받는 환자 역시 인체에 해로운 물질이 가득 쌓여 있음을 확인할 수 있다. 이는 조직 검사나 머리카락 검사로도 쉽게 알아낼 수 있다.

특히 경제발전을 거듭하고 있는 중국이 황사를 비롯해 대기오염이 심각한데 그것이 편서풍을 타고 한국으로 날아오고 있다. 한국인이 그 모든 오염물질을 고스란히 들이마시고 있는 셈이다. 그러한 독이 인체 내에 쌓이면 순환이 어려워져 대사증후군 같은 만성 성인병이 발생한다.

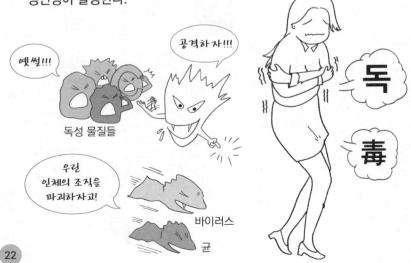

예썰!!!

공격하자!!!

독성 물질들

우리 인체의 조직을 파괴하자고!

바이러스

균

독

毒

6 독이 비만을 만든다

　인체에 독이 쌓이면 세포를 이루는 모든 조직과 장기가 오염 된다. 이러한 오염물질은 심각한 문제를 일으키기 때문에 인체는 가급적 빨리 정화작용으로 오염물질을 배출하려 한다. 문제는 효소의 작용이 일어나야 배출이 가능하다는 데 있다.

　인체 내에는 중금속이나 화학물질, 환경 호르몬에 적용할 효소 가 없기 때문에 그런 것이 들어오면 그대로 쌓이고 만다. 즉, 인체 는 방어 시스템을 가동해 유해물질을 한곳으로 밀어낸 뒤 저장한 다. 그 쓰레기 창고가 바로 **임파선**(Lymph node, 림프절이라고도 한 다)이다. 또한 유해물질은 간이나 열악한 장기에도 쌓인다.

　유해물질이 인체의 여러 곳으로 이동하면 우리 몸에 치명적인 악영향을 줄 수 있다. 따라서 **우리 몸은 유해물질을 지방으로 감싼 다음 지방이 모인 곳으로 유인해 저장한다.**

　지방은 유일하게 혈관이 존재하지 않는다. 이 말은 독이 이동 할 수 있는 통로가 없다는 것을 의미한다. 그러므로 갑자기 지방 이 늘어나면 독이 쌓이고 있다고 봐야 한다. 만약 독이 계속 증가 하면 지방도 마찬가지로 늘어난다.

　시간이 지나면서 이것은 부분비만으로 발전한다. 다시 말해 독 이 지방을 끌어들이고 그 지방이 비만을 만든다.

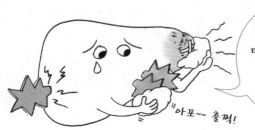

몸에 자꾸 독이 들어오면 신진대사에 문제가 생기지. 더 큰 문제는 독이 온몸을 돌아다녀 질병을 일으키는 거야. 그러니 독이 꼼짝 못하게 지방으로 수갑을 채우자.

아포~~ 훌쩍!

7 저체온이 독을 만든다

　모든 생명체는 자기만의 체온을 유지하며 살아간다. 사람은 36.5~37.1℃의 체온을 유지하는 항온동물(Homoiothermic animals)이다. 저체온(Hypothermia)이란 이러한 정상체온보다 낮은 상태의 체온을 말하며 흔히 35℃를 의미한다.

　체온은 생명과도 같다. **체온 1℃가 떨어지면 신진대사율은 15퍼센트나 감소한다.** 신진대사란 항상성(Homeostasis)을 유지하기 위한 인체 시스템을 말한다. 신진대사율이 떨어진다는 것은 따뜻한 혈액이 잘 흐르지 않는다는 의미로 몸이 식는다는 것을 뜻한다. 이때 몸이 서서히 굳으면 인체는 정상체온을 유지하기 위해 영양을 연소한다. 이 명령은 뇌에 있는 시상하부가 조정한다.

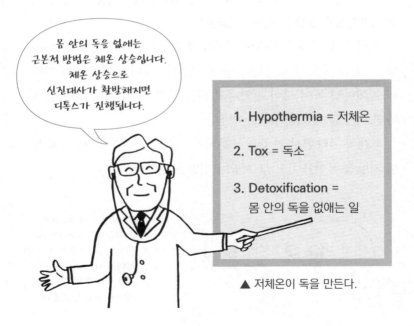

몸 안의 독을 없애는 근본적 방법은 체온 상승입니다. 체온 상승으로 신진대사가 활발해지면 디톡스가 진행됩니다.

1. Hypothermia = 저체온

2. Tox = 독소

3. Detoxification = 몸 안의 독을 없애는 일

▲ 저체온이 독을 만든다.

저체온 상태에서는 연소가 제대로 일어나지 않는다. 이 경우 많은 활성산소(Oxygen free radical)가 발생하고 그러면 혈액이 산성으로 기울어져 인체를 독성으로 물들인다. 이 독성은 결국 지방을 축적해 우리를 비만으로 이끈다.

비만인 사람들의 체온이 낮은 것은 신진대사율 저하 때문이다. 비만인의 신진대사율을 높이면 지방이 자연스럽게 분해되고 다이어트에 성공할 수 있다. 신진대사에서 핵심적인 존재는 세포 속에 들어 있는 미토콘드리아다.

미토콘드리아의 개체수가 적을수록 체온이 떨어지고 몸에 독이 쌓이면서 살이 찐다. 실제로 비만인의 세포 속에는 미토콘드리아가 현저 히 적게 분포돼 있다.

결론적으로 저체온은 인체에 독을 쌓고 독은 지방을 끌어들인다. 그러므로 다이어트를 위해서는 일차적으로 체온을 유지해야 한다.

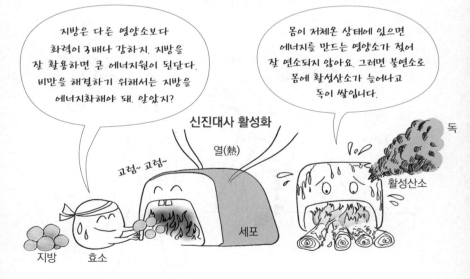

현대인은 많은 스트레스를 받으며 살아간다. 과거에는 먹고사는 문제나 전쟁 같이 스트레스 요소가 단순했지만, 지금은 매우 복잡하고 다양한 원인이 스트레스를 안겨줘 정신을 황폐하게 한다.

스트레스는 '팽팽히 죄다, 긴장하다'의 뜻으로 그 어원은 'Stringer'다. 이러한 스트레스는 좋은 스트레스(Eustress)와 나쁜 스트레스(Distress)로 나뉜다. 좋은 스트레스는 자신감을 줘 세상을 보다 발전적으로 이끌지만, 나쁜 스트레스는 질병을 일으키고 갈등과 불화를 조장해 개인과 가정 및 사회에 악영향을 끼친다.

스트레스를 받으면 방어와 대응을 위해 인체의 자율신경이 시상하부에 신호를 보낸다. 이때 뇌하수체와 부신피질과 부신수질에서 아드레날린이나 코르티솔 등의 스트레스 호르몬이 대량으로 분비돼 심장박동이 늘어나고 에너지가 올라간다. 이는 싸울 준비 태세를 갖추려는 인체의 자기 방어 시스템이다.

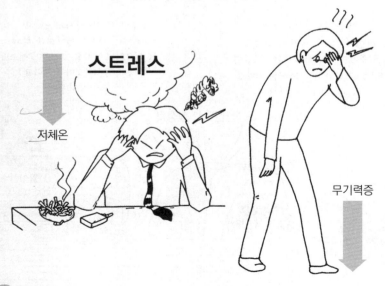

스트레스

저체온

무기력증

스트레스는 비만과 밀접한 관계가 있다. 일단 스트레스를 받으면 혈관이 좁아지고 그러면 전신에 혈액을 공급하지 못해 몸이 위축된다. 이 경우 부신피질에서 분비한 코티솔 호르몬이 혈관을 확장하며 긴장감으로 차가워진 체온을 높인다.

문제는 스트레스를 받았을 때 분비된 호르몬들이 신진대사를 하는 인체의 소화 기능이나 세포 및 조직 재생, 복구 기능에서 에너지를 빼앗아 스트레스에 대처하는 일에 사용한다는 데 있다. 그러면 몸의 전반적인 기능이 떨어진다.

만약 장기적으로 스트레스를 받으면 계속해서 호르몬을 분비하던 부신피질이 지치고 약해져 호르몬 분비를 멈춘다. 이때 혈관이 좁아지면서 인체가 혈관을 보호하기 위해 계속 지방을 끌어모으는 일이 발생한다. 이렇게 쌓인 지방은 더 많은 지방을 끌어오고 지방으로 둘러싸인 혈관과 장기들은 더욱 차가워져 스트레스를 받는다. 이것이 반복될 경우 건강을 위협한다.

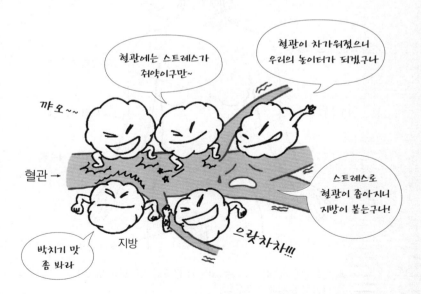

림프절 혹은 임파절(Lymph node)로 불리기도 하는 **임파선**은 혈관과 함께 몸 전체에 분포되어 있다. 이러한 임파선은 **식균 작용**(Phagocytosis), **면역 반응, 해독 작용** 등의 역할을 한다.

임파선에는 크게 두 가지의 중요한 기능이 있다.

하나는 면역의 집합소라는 것이고 다른 하나는 지방이 흐르는 길의 역할을 한다. 면역은 지방을 감시하는데 만약 지방이 늘어나 임파선에 쌓이면 면역 기능이 크게 떨어진다. 이처럼 임파선과 면역, 지방, 비만, 저체온은 모두 밀접한 상관관계가 있다.

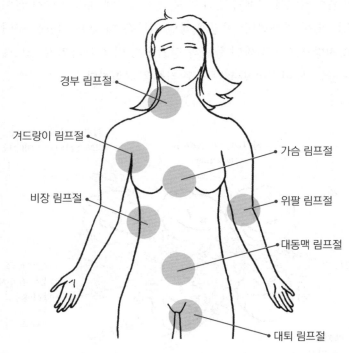

경부 림프절

겨드랑이 림프절

비장 림프절

가슴 림프절

위팔 림프절

대동맥 림프절

대퇴 림프절

▲ 림프절은 인체의 접히는 부분에 집중적으로 모여 있으며 지방의 순환에 기여한다.

1) 임파선은 면역의 휴식 공간이다

임파선에는 탐식을 하는 B-세포와 식균을 하는 T-세포가 공존하며 이들은 몸의 방어 임무를 맡는다. 즉, 두 세포는 온몸을 돌아다니며 **몸의 여러 항원(Antigen)에 대항해 몸을 지킨다.**

또한 임파선은 면역이 휴식을 취하면서 기력을 회복하는 중요한 장소다. 면역은 따뜻할 때 더욱더 힘을 얻기 때문에 인체 중에서도 접히는 모든 부위에 발달해 깊이 보호받고 있다. 이는 면역을 보호하기 위한 자연의 섭리다.

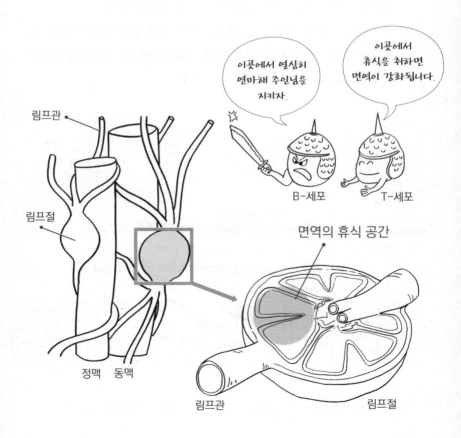

2) 임파선이 차가워지면 면역력이 떨어진다

　인체의 평균체온은 36.89℃이고 정상체온은 36.5~37.1℃다. 만약 체온이 1℃ 떨어지면 면역은 30퍼센트의 동력을 잃고, 반대로 체온이 1℃ 오르면 면역력은 무려 5배나 증가한다. 이처럼 면역은 체온과 밀접한 관계가 있다.

　만약 스트레스나 환경적 요인으로 임파선이 좁아지면 면역 활동에 제한을 받는다. 이때 면역 기능을 제대로 수행하기 위해 인체는 열을 올리고자 지방을 끌어당겨 사용한다. 그러면 사용할 지방을 쌓아두면서 임파선에 부분 지방이 발생한다.

　면역은 열에 민감하고 **뜨거운 열이 발생할 때 면역 기능은 한층 강화된다.** 그런데 그 열이 과열 상태에 놓이면 오히려 임파선염(Lymphadenopathy)이 발생하기도 한다.

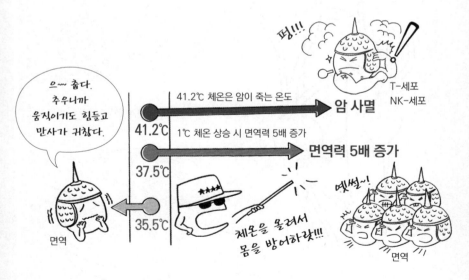

▲ 체온은 면역과 깊은 관계가 있으며 체온이 오르면 면역력이 강해진다.

3) 임파선은 쓰레기가 모이는 장소다

임파선은 인체에서 발생하는 쓰레기를 청소하는 청소부 역할을 한다. 인체의 모든 세포와 기관은 서로 연결돼 있으며 매일 일정한 흐름을 유지한다. 특히 마디나 접히는 부위, 관절 같이 중요한 부분 등은 모두 부드럽게 지방의 윤활유로 보호한다. 이 모든 것을 조절하는 것이 임파선이다.

또한 혈관과 함께 온몸을 휘감은 **임파선은 혈관의 탄력과 혈류에 도움을 준다.** 이는 임파선에 흐르는 지방 덕분이다. 혈액이 흐르지 않고 성질이 차가운 지방은 큰 에너지를 내기도 하고, 몸에서 냉장고 역할을 하며 체온 유지를 담당하기도 한다.

여하튼 임파선은 인체에서 발생하거나 외부에서 들어온 쓰레기들을 수거하고 이것을 해독 관련 장기인 폐, 피부, 신장, 창자 등에 보내 제거하게 한다. 만약 치울 수 없는 쓰레기가 있으면 임파선은 안전을 위해 쓰레기를 지방으로 감싼다. 그러면 임파선에 지방이 집중적으로 쌓이면서 살이 찌기 시작한다.

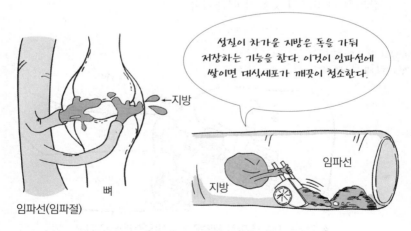

성질이 차가운 지방은 독을 가둬 저장하는 기능을 한다. 이것이 임파선에 쌓이면 대식세포가 깨끗이 청소한다.

←지방

뼈

임파선(임파절)

임파선

지방

▲ 임파선의 큰 장점 중 하나는 지방을 연골의 윤활유로 사용한다는 점이다.

4) 임파선은 지방이 다니는 길이다

우리가 섭취하는 음식은 크게 탄수화물, 단백질, 지방으로 나뉘는데 이를 3대 영양소라고 한다. 이 중에서 탄수화물과 단백질은 혈관을 통해 흡수되고 대사를 거쳐 세포에 유용하게 쓰이지만, **지방은 소화관에서 흡수돼 임파선으로 이동한다.**

임파선으로 흡수된 지방은 임파선을 따라 흐른다. 그래서 임파선을 지방의 길이라고 부른다. 임파선은 인체의 모든 것이 윤택하게 기능하도록 돕는 역할을 한다. 모든 기능은 기름(지방)을 칠하지 않으면 제대로 작동하기 어렵기 때문이다.

그런데 만약 너무 많은 지방을 섭취하거나 환경적 요인으로 지방이 과도하게 쌓이면 임파선은 제 기능을 하지 못한다. 그것이 바로 **자가면역질환**이다. 물론 우리 몸에는 조절 능력이 있기 때문에 쉽사리 지방이 쌓이거나 정체되지 않는다. 실제로 지방이 쌓여 비만이 발생하고 그것이 질병으로 이어지기는 어렵다. 그럼에도 불구하고 비만인이 증가하고 여러 후유증이 발생하는 이유는 그만큼 몸을 장기간 관리하지 못했기 때문이다.

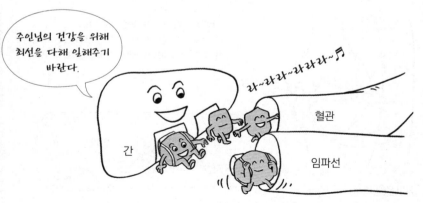

▲ 간에서 대사를 마친 지방은 임파선(암죽관)으로 가고
탄수화물과 단백질은 혈관으로 흘러들어 조직으로 운반된다.

5) 임파선에 지방이 쌓이면 부분비만이 된다

인체 중에서 허벅지, 엉덩이, 복부, 겨드랑이, 경부(목 부위)는 임파선이 가장 잘 발달한 곳이다. 움푹 들어가 접히는 이러한 부분은 항상 많이 활동하고 사용하는 까닭에 임파선의 지방으로 에너지 대사를 하고 보호한다.

이곳은 모두 체온과 밀접한 관계가 있다. **체온이 떨어지면 임파선에 흐르는 지방이 굳기 시작하고 그런 상태에서는 면역이 제대로 활동할 수 없다.** 특히 피부의 피하 부위에 지방이 쌓이면 부분비만이 되어 셀룰라이트를 형성한다. 셀룰라이트란 피부에 발생하는 지방의 굳은 형태로 피부 아래 임파선의 체온 저하에 따른 지방 축적을 말한다.

만약 허벅지, 엉덩이, 복부, 겨드랑이, 목 부위에 부분비만이 생기면 그곳에 밀집한 임파선의 체온 저하 때문이라고 보는 것이 가장 타당하다. 이때 **임파선을 따뜻하게 보호하고 관리해야 부분비만을 해결할 수 있다.**

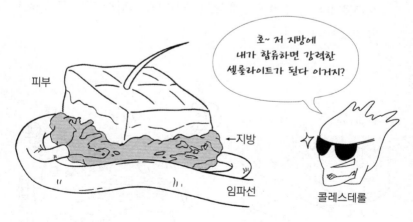

호~ 저 지방에 내가 함유하면 강력한 셀룰라이트가 된다 이거지?

피부

←지방

임파선

콜레스테롤

▲ 임파선의 지방이 식어서 굳으면 허벅지, 팔뚝, 목 부위 등 임파선이 집중된 곳에 비만이 발생한다.

6) 임파선은 모든 질병의 근원이다

우리 몸에는 간, 신장, 피부, 대장 등의 해독기관이 있다. 그런데 이러한 해독기관이 병들면 해독을 하지 못해 몸에 독이 쌓인다. 독은 인체에서 활성산소를 만들고 활성산소는 산소독(산화 환원 반응, Oxidation reduction reaction)으로 몸이 녹슬어 병들게 한다.

인체에는 약 3그램의 철분이 있고 이 철분은 혈액 속에서 산소를 운반한다. 철과 산소는 친화력이 매우 강해 다른 무기질이 질투할 정도인데, 독으로 발생한 나쁜 활성산소마저 철분을 이용해 혈관과 장기 등 온몸을 산화하기 때문에 상당히 위험하다. 특히 활성산소는 임파선에 흐르는 지방을 흡착해 과산화지질(Lipoperoxide)을 만든다.

과산화지질은 혈관 노화를 촉진해 동맥경화증, 당뇨병, 피부질환, 간질환, 혈전증, 호흡기질환 같은 심혈관 질병을 불러일으킨다. 그뿐 아니라 대다수 질병의 원인으로 작용한다. 인체의 해독기관이 제 기능을 하지 못하는 가장 큰 원인은 임파선에 흐르는 지방이 굳기 때문이다. 특히 임파선에 쌓인 쓰레기가 폭탄이 되어 모든 질병의 단초를 제공한다.

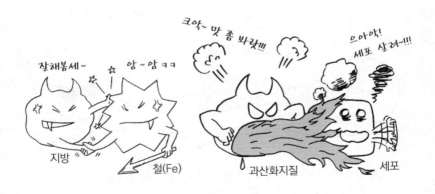

7) 임파선이 병들면 자가면역질환이 생긴다

면역은 포괄적으로 말해 방어 구축 시스템으로, 방어는 인체 내외에서 발생하는 여러 가지 문제를 해결하는 열쇠다. 이런 문제를 해결하지 못할 경우 우리는 질병에 노출된다. 흔히 말하는 자가면역질환이 면역 이상으로 발생하는 질병이다.

자가면역질환은 면역이 본인의 몸을 공격하는 것으로 이는 매우 심각한 질병이다. 면역의 이러한 과잉 반응은 임파선에서 비롯된다. 이것은 면역이 휴식을 통해 기력을 충전하지 못해서 발생한 정신착란 증세와 비슷하다. 대개는 인체의 연약한 곳을 먼저 공격해 류머티스관절염을 일으키고 아토피와 비염, 위염, 피부염 등 질병에서 '염(炎)' 자가 들어간 모든 질병을 일으킨다. 임파선이 차가워지거나 병들면 이처럼 우리 몸이 스스로를 공격한다.

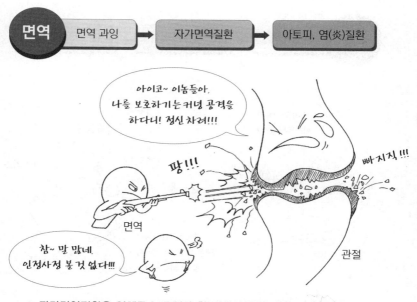

▲ 자가면역질환은 인체를 보호해야 할 면역이 우리 몸을 공격해 질병을 일으키는 것이다. 대표적인 것이 아토피, 비염, 류머티스관절염, 그밖에 염(炎) 자가 들어간 질병들이다.

8) 임파선이 병들면 암이 생긴다

자가면역질환이 면역 과잉에 따른 질병이라면 반대로 면역 저하는 인체에 암을 일으킨다. 암세포에 전문적으로 대항하고 싸우는 NK-세포나 T-세포가 힘을 잃었기 때문이다. 사실 인체는 매일 2,000억 개의 세포를 만들며 그중 3,000~6,000개의 암세포가 만들어진다. 이 암세포는 인체 방어 시스템이 99.99퍼센트 제거하거나 소멸시킨다. 이것이 바로 면역이 하는 일이다.

그런데 면역력이 떨어지면 몇 개가 살아남아 20~30년의 잠복 기간을 거친 뒤 암 덩어리로 자라난다. 결국 면역력 저하는 암세포의 성장과 촉진에 기여하는 셈이다. 암세포가 성장하면 생명은 단축될 수밖에 없다. 그러므로 우리는 암세포를 이기고 건강하게 살아가기 위해서라도 임파선을 따뜻하게 돌보고 관리해야 한다.

면역 ▸ 면역 저하 ▸ 면역 결핍 질환 ▸ 암, 감기, 에이즈

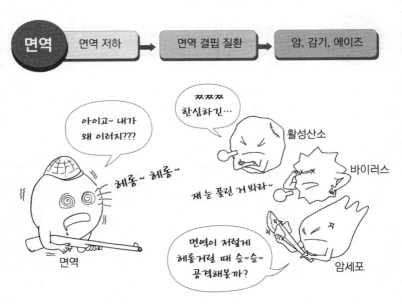

▲ 면역결핍질환은 면역의 대응 능력이 떨어져 발생하는 질병이다.
그 대표적인 것이 암이다.

10 갑상선이 망가지면 살이 찌기 시작한다

　　근래에 갑상선질환자가 부쩍 늘어나고 갑상선암이 전체 암 중에서 2위를 차지한 이유는 무엇일까? 이는 체온을 떨어뜨리는 무리한 다이어트의 부작용이라고 보면 된다. 스트레스나 체온 저하가 비만을 부르는 이유도 갑상선 기능이 떨어졌기 때문이다.

　　갑상선은 우리 몸의 에너지가 과하면 약하게 조절하고, 약하면 에너지 활용도를 높여 인체의 항상성을 조절한다. 그래서 갑상선이 여러 원인으로 인해 망가지면 에너지 불균형으로 살이 찐다. 그런 의미에서 갑상선은 인체를 돌보는 파수꾼으로 불린다. 갑상선이 파수꾼의 역할을 제대로 하지 못하면 인체는 공격을 받아 함락된다. 이때 몸에 지방이 쌓이면서 과산화지질로 인해 몸이 녹슬기 시작한다. 더불어 피부 노화가 촉진된다.

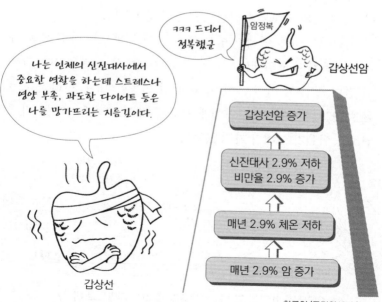

한국인/국립암센터/2012

비만을 결정짓는 요인으로 지방을 지목한다면 그건 과녁을 빗나간 셈이다. 지방의 흡착과 분해는 지방 자체의 문제가 아니라 지방을 그렇게 유도하는 호르몬에 있다. **비만 관련 호르몬에는 대략 9종이 있으며 이것은 대부분 뇌가 조종한다.** 그러므로 단순히 살이 찌거나 과도하게 증식하는 지방세포를 탓하기에 앞서 뇌의 내분비기관의 균형과 문제점을 살펴봐야 한다. 비만은 뇌의 문제다.

1) 이리신 호르몬

이리신(Irisin)은 대뇌피질의 명령으로 근육에서 분비되는 호르몬이다. 100~150억 개의 뉴런을 통해 대뇌피질이 명령을 전달하면 신경전달물질이 분비되면서 근육 수축이 일어나 몸이 활동한다. 이때 근육 속에서 이리신 호르몬이 분비된다.

이리신은 나쁜 백색 지방을 좋은 갈색 지방으로 바꿔 체온 유지에 사용하거나 열에너지로 쓰게 하는 고마운 호르몬이다. 그래서 전령(傳令)의 여신 아이리스(Iris)의 이름을 따서 '이리신 호르몬'이라고 부른다. 비만인에게 운동을 해서 근육을 움직이라고 권하는 이유가 이해가 가지 않는가.

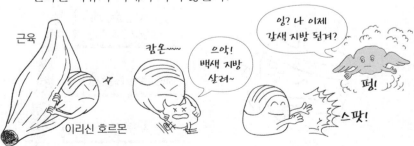

근육

이리신 호르몬

캄온~~~

으악! 백색 지방 살려~

잉? 나 이제 갈색 지방 될겨?

펑!

스팟!

▲ 이리신은 비만의 원인인 백색 지방을 갈색 지방으로 바꾸는 전령의 호르몬이다.

2) 오렉신 호르몬

하이포크레틴(Hyphocretin)이라고도 불리는 **오렉신(Orexin)** 호르몬은 뇌의 시상하부에서 분비되며, 모든 포유류에게서 볼 수 있는 **흥분성 신경펩티드(Neuropeptide) 호르몬**이다. 비만에 영향을 주는 백색 지방은 이 오렉신 호르몬이 부족할 때 형성된다.

오렉신 호르몬이 부족할 경우 에너지 대사나 열을 내는 일에 관여하는 갈색 지방의 활성도가 떨어지고, 체지방의 원인인 백색 지방이 쌓여 비만으로 이어진다. 오렉신 호르몬의 왕성한 분비는 갈색 지방을 활용해 지방을 분해하는 열쇠다.

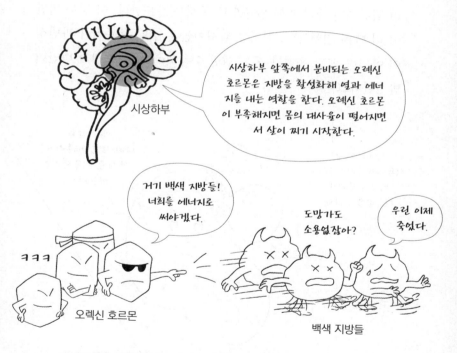

▲ 오렉신은 흥분을 일으켜 신진대사를 활성화하는 호르몬이다.
이때 대사가 촉진되면서 지방이 분해된다.

3) 렙틴 호르몬

렙틴(Leptin)은 인체의 체지방 비율을 일정하게 유지하고 체지방 증가를 막는 식욕억제 호르몬이다. 다이어트에서 가장 널리 알려진 렙틴 호르몬 분비에 문제가 발생하면 식욕 억제가 이성적으로 조절되지 않아 폭식으로 비만에 걸릴 확률이 높아진다.

렙틴은 단순히 체지방에만 관여하는 것이 아니라 뇌나 말초조직에도 작용한다. 특히 근래에 비만성 당뇨가 렙틴 호르몬 부족으로 발생한다는 보고가 많이 나오고 있다.

지방세포가 늘어나면 렙틴 호르몬 분비도 증가해 식욕을 억제하고 조절할 것 같지만, 체지방율이 정상 비율을 넘어서면 오히려 렙틴 수용체의 과민 반응으로 폭식을 유도한다. 이 경우 비만이 더 빨리 진행된다. 실제로 과학자들은 렙틴 부족이나 과민성이 아니라 렙틴 유전자 혹은 렙틴 수용체에 이상이 생겨 비만이 발생한다고 본다.

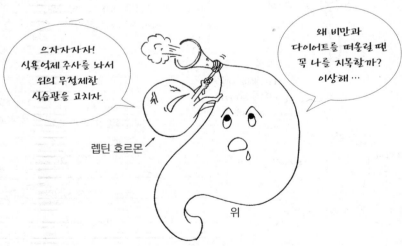

▲ 렙틴은 포만감을 주어 체지방 증가를 막는 식욕 억제 호르몬이다. 렙틴에 이상이 생기면 비만이 발생한다.

4) 그레린 호르몬

위에서 분비되는 그레린(Ghrelin)은 배고픔이나 허기를 통해 뇌의 시상하부에 식욕을 전달하는 공복 호르몬이다. 이때 시상하부는 꼬르륵~ 하고 배에 음식을 섭취하라는 신호를 보낸다. 그리고 우리가 음식을 섭취해 위에 3분의 2 정도 음식물이 채워지면 그레린 호르몬이 그만 먹으라고 신호를 보낸다. 만약 그 이상의 음식을 먹어 소화에 부담을 느끼면 렙틴 호르몬을 분비한다. 꺼억~ 하는 트림은 그래서 나오는 것이다.

이처럼 그레린과 렙틴은 함께 음식 섭취를 조절하는 대표적인 호르몬이다. 이 호르몬들은 식사 전에 왕성히 분비되고 식사 후에는 그 수치가 낮아진다. 그런데 만약 스트레스나 뇌의 내분비계에 이상이 생기면 이 호르몬들이 반대로 작용해 식욕을 제대로 조절하지 못한다. 이 경우 체지방이 생기면서 비만으로 발전한다.

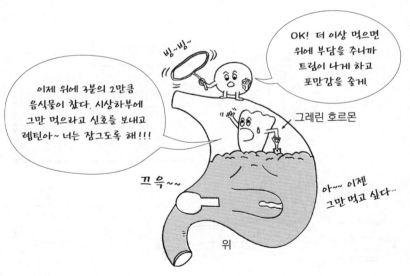

▲ 그레린은 시상하부에 배고픔을 알리는 호르몬이다.
배가 부르면 렙틴에 도움을 요청해 식사를 중단시킨다

5) 세로토닌 호르몬

수면과 식욕 조절에 관여하고 행복감을 관장하는 호르몬으로 뇌의 시상하부 중추에 있다. 비록 시상하부의 신호를 받지만 세로토닌(Serotonin)의 80퍼센트는 인체 내 소화관 중 **장크롬친화세포**(Enterochromaffin-like cell)에 존재한다. 크롬은 미량무기질로 포도당 대사 시 항상성 유지에 절대적으로 필요한 원소이며 비만 관련 지방 대사에 필수적이다.

크롬 결핍 시 가장 두드러지게 나타나는 질병이 당뇨병이다. 당뇨병은 포도당이나 지방 대사와 밀접한 관련이 있기 때문이다. 크롬은 인슐린 수용체 증가와 인슐린 활성화로 포도당이 세포 내로 들어가는 것을 돕고 혈당이 안정적으로 유지되게 해준다. 그리고 **안정적인 장크롬친화세포는 지방 분해에 도움을 주는 세로토닌 호르몬을 생성한다.**

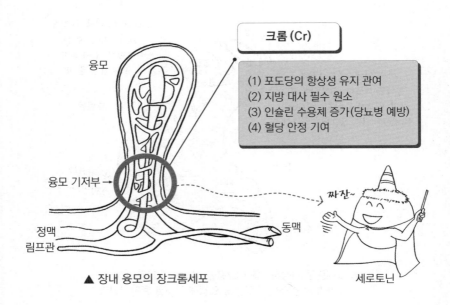

크롬 (Cr)

(1) 포도당의 항상성 유지 관여
(2) 지방 대사 필수 원소
(3) 인슐린 수용체 증가(당뇨병 예방)
(4) 혈당 안정 기여

융모

융모 기저부 →

정맥
림프관

동맥

짜잔~

▲ 장내 융모의 장크롬세포

세로토닌

세로토닌은 기분이 좋아지게 하는 호르몬인데 기분이 좋으면 식욕을 떨어뜨리게 한다. 예를 들어 기쁜 일이나 좋아하는 일을 하면 행복감을 느끼는데 이때 배가 고픈 줄을 모른다. 행복감이 식욕을 억제하기 때문이다.

충분한 수면도 마찬가지다. 잠을 푹 자거나 숙면을 취하면 인체는 행복의 리듬을 찾는다. 더불어 숙면은 모든 세포와 면역, 신체의 균형을 도와준다. 그뿐 아니라 숙면은 지방 분해를 돕는 여러 호르몬의 왕성한 분비와 체지방의 정상적인 조절을 도와 인체의 균형을 유지하게 한다.

반면 스트레스나 수면 부족은 식욕을 높이는데 이는 식욕 억제 호르몬인 렙틴 분비가 줄어들었기 때문이다. 실제로 하루 4시간만 자면 렙틴 분비가 평균 18퍼센트 줄어들고 그레린 분비는 28퍼센트 증가한다. 그레린 호르몬이 과잉 분비되면 식욕을 자극해 과식과 폭식을 유발한다. 특히 과자나 케이크 같은 탄수화물 섭취가 크게 늘어나는데 이는 수면 부족이나 스트레스가 장크롬친화세포의 기능을 떨어뜨렸기 때문이다.

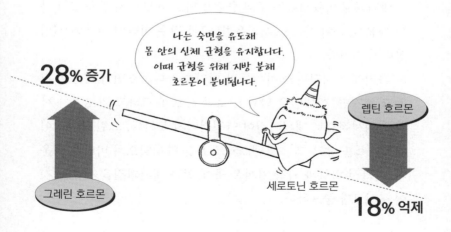

나는 숙면을 유도해
몸 안의 신체 균형을 유지합니다.
이때 균형을 위해 지방 분해
호르몬이 분비됩니다.

28% 증가

렙틴 호르몬

그레린 호르몬

세로토닌 호르몬

18% 억제

사람이 모든 생명체의 주인 역할을 하는 것은 뇌 기능 덕분이다. 뇌는 신체의 전체 기능에 명령을 전달하고 조절 수위를 통제한다.

1) 대뇌피질

대뇌피질은 온몸의 주요 기능을 담당하는데 그 기능은 크게 세 가지로 나뉜다. 시각·청각·미각·촉각 등의 감각 기능, 전신 운동은 물론 눈 운동을 포함하는 운동 기능, 의식·언어·사고·기억·집중 및 발성을 담당하는 연합 기능이 그것이다.

이 모든 기능은 대뇌에 있는 100~150억 개의 뇌신경세포를 통해 이뤄진다. 가령 다이어트를 하려면 뇌를 자극하고 깨워야 한다. 다이어트에 필요한 호르몬들이 뇌에서 나오기 때문이다.

뇌를 깨우기 위해서는 반드시 대뇌피질을 자극해야 한다. 다이어트를 생각하며 살이 언제 빠질지 고민하기보다 두뇌를 쓰다듬거나 어루만지며 대뇌피질을 자극하는 것이 낫다.

대뇌피질 비활성화는 두뇌 활동을 막고 호르몬 균형을 잃게 하기 때문에 몸이 한쪽으로 치우친다. 이 경우 비만이 발생해 질병 상태에 놓인다.

과거에는 자라나는 아이들의 머리를 쓰다듬으면서 바르게 크라고 했지만, 현대인은 말과 글로만 바르게 크라고 가르치는 까닭에 정서적으로 대뇌피질이 안정적이지 못하다. 그런 불안정이 스트레스를 낳고 그 스트레스가 식욕을 불러일으켜 비만을 키운다. 따라서 하늘과 가장 가까운 곳에 있는 대뇌피질을 깨우는 것이 무엇보다 중요하다.

2) 시상하부

대뇌와 중뇌 사이의 간뇌(Diencephalon, 사이뇌라고도 함)에 있는 시상하부는 자율신경 활성화를 통해 특정한 대사 과정에 관여하며 인체의 항상성을 책임진다. 시상하부는 크게 두 부분으로 나뉘는데 앞 시상하부는 부교감신경을 자극해 체온을 조절하며 이상이 생기면 고열이 발생한다. 반대로 뒤 시상하부는 교감신경을 자극해 열을 높이거나 보존하는 일을 한다. 문제가 생길 경우 체온조절장애가 발생한다.

다이어트와 관련된 시상하부 기능은 앞 시상하부에서 관리 및 통제하며 여기에서 배고픔이나 포만감을 알리는 호르몬을 분비한다. 이러한 호르몬들은 체중조절에 도움을 주는 체지방 형성과 분해를 담당한다. 이처럼 자율신경계를 통제하는 시상하부가 다이어트에 필요한 호르몬을 분비 및 억제하므로 다이어트는 시상하부의 몫이라고 보면 된다. 더불어 시상하부는 뇌하수체 호르몬 분비를 자극하거나 억제하는 기능을 한다.

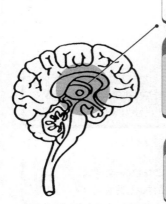

시상하부

앞 시상하부

(1) 부교감신경 자극(억제, 통제)
(2) 체온조절(문제가 생기면 고열 발생)
(3) 다이어트 호르몬 분비(오렉신)

뒤 시상하부

(1) 교감신경 자극(자극, 촉진)
(2) 열 보존(문제가 생기면 체온조절장애 발생)

3) 뇌하수체

시상하부 바로 밑에 있는 뇌하수체는 시상하부의 지배를 받아 우리 몸에 중요한 여러 가지 호르몬을 분비한다. 뇌하수체는 크게 전엽(Anterior pituitary gland)과 후엽(Posterior pituitary gland)으로 나뉜다.

전엽은 단백질을 합성하고 지방을 분해하는 다이어트 성장 호르몬을 분비하며, 갑상선을 자극해 신진대사와 체온조절에 기여한다. 또한 여성의 생리나 임신과 관련된 여성 호르몬을 분비한다. 후엽은 뒤 시상하부의 문제로 발생한 고열을 해결하기 위해 바소프레신이라는 항이뇨 호르몬으로 신장을 자극해 수분을 조절하게 한다. 여기에서는 자궁 수축과 탄력을 위해 사랑의 호르몬인 옥시토신도 분비한다.

뇌하수체는 혈관을 통해 시상하부에서 나오는 다이어트 호르몬을 전신에 보낸다. 그러면 에너지가 생성돼 지방 대사는 물론 수분 조절로 몸 안의 균형을 유지할 수 있다.

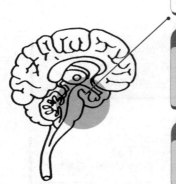

뇌하수체

뇌하수체 전엽
(1) 다이어트 성장 호르몬 분비(오렉신)
(2) 갑상선 자극 호르몬(신진대사, 체온조절)
(3) 여성 호르몬 분비(생리, 임신)

뇌하수체 후엽
(1) 항이뇨 호르몬 분비(바소프레신)
(2) 여성 생식기 조절 호르몬 분비(옥시토닌)

4) 송과선

간뇌에 있는 송과선(Pineal gland)은 시상하부 뒤쪽에 위치해 있다. 이러한 송과선은 솔방울 모양을 하고 있어 송과체라고도 부르며 생체 주기에 직접 관여한다. 가령 여성의 생리 주기나 밤낮의 시간차 및 계절, 일조 시간 등의 생활 리듬을 멜라토닌 호르몬을 통해 조절한다.

인체의 성장과 치유는 모두 밤에 이뤄진다. 다이어트 관련 호르몬 역시 숙면 상태에서 왕성하게 분비된다. 이런 일을 하는 것이 송과선이다.

또한 송과선은 식욕조절에 관여하는 세로토닌을 멜라토닌으로 바꾸는 전구체 역할을 한다. 아침 햇살을 가장 좋아하는 멜라토닌은 망막을 통해 시신경을 타고 뇌의 시상하부로 가서 온몸의 생체 리듬에 관여한다. 그중 하나가 배고픔을 알리고 식욕을 통제하는 일이다. 멜라토닌은 몸을 보수하고 회춘하게 하는 밤의 호르몬이라고 보면 된다.

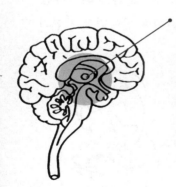

송과선

(1) 멜라토닌 호르몬 분비
(2) 여성의 생리 주기 조절
(3) 시간차, 계절, 일조시간 같은 생활 리듬 조절
(4) 수면 유도 및 컨디션 조절
(5) 식욕 통제

13 나쁜 식습관이 비만을 만든다

모든 생명체에는 본능적인 식습관이 있다. 가령 먹던 것 외에 다른 것은 먹지 않는다. 그런데 인간은 배가 고프면 이성적으로 먹을 것을 찾아 골라 먹는다. 문제는 잘못된 식습관으로 인해 인체에 해로운 음식을 먹는 데 있다. 특히 인체에는 유해하지만 입에는 달콤한 식품첨가물을 넣어 현혹하는 경우가 많다. 또한 육식을 완전한 단백질로 보는 시각이나 조미료가 첨가된 식품 및 가공식품을 입에 달고 사는 것도 나쁜 식습관을 낳는다.

나쁜 식습관이란 어떤 것을 먹는다는 것보다 '어떤 식품이 인체에 유익한가'에 대한 개인적 소견이 부족한 것을 의미한다. 무엇이 좋고 나쁘다는 타인의 얘기에 휘둘리는 것은 어리석은 일이다. 스스로 알아보고 정확한 정보를 확인해 음식을 섭취해야 한다.

하지만 사람들은 대부분 시중에 나와 있는 식품을·막연히 신뢰하면서 섭취하고 있다. 그럴듯한 온갖 그릇된 정보를 믿고 본인과 가족의 건강을 해치는 음식을 선택하는 경우도 있다. 그러면서 질병의 원인을 가족력이라고 둘러댄다.

비만은 음식 문화에서 발생한 질병이다. 그 문화를 바꾸지 않으면 비만을 치료할 수 없다. 나쁜 식습관이란 한마디로 자연의 법칙을 거스르는 음식 문화를 의미한다.

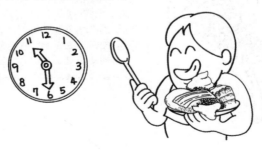

14 나쁜 생활습관이 비만을 만든다

현대인의 질병은 대개 '문화병'이다. 이는 식습관과 함께 생활습관이 만든 질병으로 편리함이 안겨준 반갑지 않은 선물이다.

우리는 가급적 자연과 함께 호흡하고 자연의 순리대로 살아가야 한다. 우리가 자연의 법칙을 거스르면 질병이 발생한다. 그 대표적인 예가 비만이다.

나쁜 생활습관이란 자연의 법칙을 거스르는 습관을 말한다. 좋은 생활습관을 들이려면 저녁 10시쯤 잠을 자고 하루에 세 끼 식사와 수분을 잘 섭취하는 것은 물론 매일 운동을 해야 한다.

그리고 낙천적인 성격과 긍정적인 마음자세는 기본이며 타인을 배려하고 사랑해야 한다. 이러한 생활습관이 어긋나기 시작하면 인체는 균형을 잃고 질병의 그늘로 한 걸음씩 내딛게 된다.

가급적 나쁜 습관을 바로잡기보다 옳은 습관을 찾아 실천하는 것이 바른 자세다. 처음에는 불편하고 어색하겠지만 시간이 지나면서 익숙해지면 오히려 바른 실천이 더 편하고 쉽다는 사실을 깨달을 것이다.

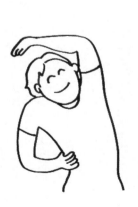
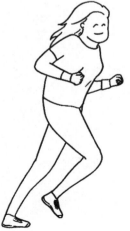

제2장

비만의 위험성

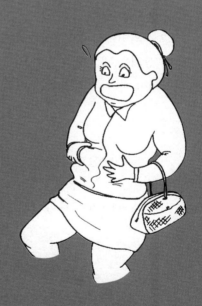

1 독과 비만은 질병의 원인이다

현대인이 사용하는 물건의 70~80퍼센트는 석유화학 물질을 원료로 해서 만들어졌다. 이러한 물건은 지속적으로 우리의 생태계를 위협한다. 특히 환경 호르몬이 우리가 건강에 좋다고 섭취하는 많은 음식물에도 첨가물과 보존제 형태로 들어가 있다.

이것이 우리의 건강을 위협하는 것을 넘어 독을 만들고 있다. 현대인을 고민에 빠뜨리는 비만은 독이 만들어낸 것이다. 비만은 질병을 일으키는 근본 원인으로 우리가 상상조차 하지 못하는 숱한 질병을 유발한다.

그런 의미에서 비만 해결은 질병 치유의 첫걸음이라고 할 수 있다. 질병 상태를 파악하려면 반드시 건강의 적신호인 비만을 유심히 관찰해야 한다. 그러면 독과 비만, 질병의 상관관계를 알아보자.

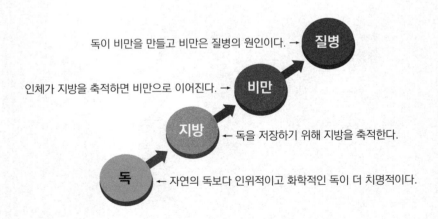

독이 비만을 만들고 비만은 질병의 원인이다. → 질병

인체가 지방을 축적하면 비만으로 이어진다. → 비만

지방 ← 독을 저장하기 위해 지방을 축적한다.

독 ← 자연의 독보다 인위적이고 화학적인 독이 더 치명적이다.

▲ 화학적인 독은 대사를 할 수 없어 인체에 쌓인다. 그러면 독을 저장하기 위해 지방으로 감싸고 이는 비만으로 이어진다. 결국 비만은 질병을 일으키는 근본 원인이다.

2 자신감을 잃게 한다

비만은 자신감을 잃게 하는 치명적 요인 중 하나다. 일반인은 비만인이 일처리에 더디고 책임감이 부족할 거라고 인식한다. 실제로 비만인은 그러한 인식과 시선에 상당한 부담을 느끼며 살아간다.

살이 찌는 데는 유전적 문제, 호르몬 불균형, 여러 생리적 문제가 관여하지만 사람들은 대개 본인의 관리 소홀이나 탐식이 불러온 재앙으로 치부해버린다. 그렇다 보니 비만인은 스스로 자신감이 떨어져 친구, 직장, 연예, 결혼 등에서 문제를 겪는다. 비만인에게 가장 무서운 적은 자신감 결여다. 이는 결국 사회적 병리(Social pathology) 현상을 유발하므로 우리 모두 개선책을 마련해야 한다.

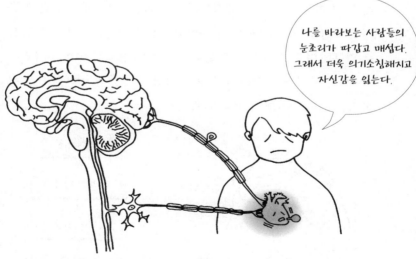

▲ 비만의 가장 큰 적은 자신감 결여다. 비만이 질병으로 분류되면서 비만인은 질병인이라는 큰 짐을 지게 되었다.

3 사회적 병리로 고립 상태를 만든다

문화는 사회구성원이 만들어내고 그 주체와 주인공은 사람이다. 어떤 사람들이 모여 있느냐에 따라 사회가 만들어내는 문화는 달라진다. 이런 상황에서 비만인의 가파른 증가세는 그 사회가 향후 어떤 문화를 만들어낼지 짐작하게 한다.

사회적 병리는 건강한 사회가 아닌 병든 사회를 일컫는 의학적 용어다. 이것은 사회구조에서 비롯된 모순이 드러나는 현상을 말한다. 즉, 사회구성원이 함께 멋진 문화를 만들어 나가야 함에도 불구하고 끼리끼리 문화를 만들어 이기적이고 배타적인 문화가 형성된 상태다.

그중에서도 비만인은 사회의 따갑고 부담스런 눈초리를 피해 그들만의 고립된 문화를 만들어낸다. 그들이 모여 문제를 일으키는 것이 아니라 사회의 양지에서 활동하는 것에 제한을 받고 음지로 내몰리는 것이다. 이는 사회적으로 직간접적인 비용 부담으로 작용하며 사회의 모든 일원이 부담하는 경제적 손실을 불러온다. 우리 사회가 건강하려면 모든 사람의 고통을 이해하고 포용하려는 노력이 선행되어야 한다.

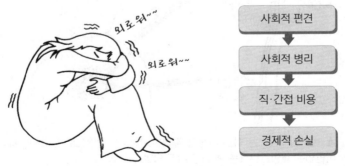

사회적 편견 → 사회적 병리 → 직·간접 비용 → 경제적 손실

▲ 사회적 병리의 경제적 손실이 의료보험 고갈에 큰 위협이 되고 있다.

4 몸매가 망가진다

　남녀를 떠나 누구나 날씬하고 아름다운 몸매를 유지하고 싶어한다. 하지만 나이가 들면서 몸은 서서히 탄력을 잃고 피부에 주름이 생기기 시작하며 원치 않는 살도 붙는다. 이것은 거의 모든 사람이 피하지 못하는 현상이다.

　사람이 늙고 피부에 주름이 생기는 것은 피할 수 없는 생리현상이지만 살이 찌고 비만으로 이어지는 것은 충분히 막을 수 있다. 이것은 자기 관리를 통해서만 가능하다. 아름다운 몸매를 위해 건강한 식생활과 생활습관, 규칙적인 운동은 필수조건이다. 여기에 반드시 더해야 할 것이 있다면 그것은 긍정적인 사고와 행동이다.

　비만은 몸의 균형을 망가뜨린다. 균형을 잃으면 한쪽으로 치우치게 되면서 부작용이 나타난다. 물론 우리 몸에는 항상 최상의 컨디션과 균형을 위해 수위를 조절하는 능력 및 기능이 있다. 하지만 이 수위를 넘어서면 몸은 걷잡을 수 없는 결과를 초래한다.

　그 첫 번째 증상이 비만이다. 비만은 몸매만 망가뜨리는 것이 아니라 보이지 않는 몸의 장기와 자율신경, 호르몬 균형까지 무너뜨려 여러 가지 형태의 질병을 초래한다.

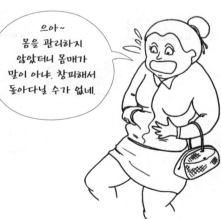

신경은 크게 중추신경과 말초신경으로 나뉜다. 말초신경에는 자율신경이 있는데 자율신경의 교감신경과 부교감신경이 서로 협력해 몸의 여러 장기와 조직의 기능을 조절한다. 이 중 교감신경은 상황 대처 능력이 뛰어나며 부교감신경은 내장 근처나 내장 벽에 위치해 소화관의 연동 운동에 관여한다. 특히 **내장비만은 내장을 보호하고 에너지를 관리하는 부교감신경에 이상이 생겨서 발생한 현상이다.**

우리가 내장 에너지를 소모하면 에너지를 보호하기 위해 지방이 형성되는데, 이것이 과도하게 분포한 현상이 똥배이자 뱃살이다. 과도한 뱃살은 자율신경을 계속 압박하면서 부담을 주며, 이때 자율신경 교란이 일어날 경우 임신한 것처럼 뱃살이 붙는다.

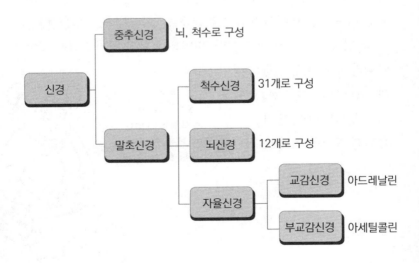

6 몸에 암을 만든다

현대인이 가장 두려워하는 질병은 암이 아닐까? 암은 현대인의 사망원인 1위다. 많은 사람이 암의 원인으로 여러 가지를 지목하지만 비만이 암의 원인이 된다고 여기는 사람은 별로 없다. 그런데 국민건강보험공단과 인제대학교 일산백병원 가정의학과 오상우, 윤영숙 교수팀이 '비만은 한국인 암 발생의 주요 원인 중 하나'라는 사실을 밝혀냈다. 연구 결과에 따르면 **비만인이 정상체중인 사람보다 암 발병률이 62퍼센트나 높다고** 한다.

비만인은 체내에 과도한 지방이 쌓여 있으며 이는 세포에 필요한 영양과 기타 필요 물질이 이동하는 데 걸림돌로 작용한다. 무엇보다 지방은 몸을 저체온 상태로 만드는데 장기가 대략 35℃가 되면 암이 발생한다.

암은 약 270종에 달하지만 뜨거운 장기인 소장, 심장, 비장 등에는 존재하지 않는다. 그뿐 아니라 암은 41.2℃ 이상의 열에 의해 사라지거나 파괴된다.

비만, 지방, 저체온, 암은 하나의 고리로 연결돼 있으며 암의 원인이 비만과 지방에 있다는 연구가 꾸준히 이뤄지고 있다.

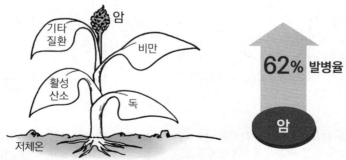

▲ 비만은 암 발생의 주요 원인 중 하나이며 대부분의 암은 저체온과 밀접한 상관관계가 있다.

국민병으로 불리는 당뇨병은 이제 국가의 한숨으로 바뀌고 있다. 당뇨가 유발하는 여러 부작용이 사회에 큰 영양을 끼치고 있기 때문이다. 많은 전문가가 당뇨병의 원인으로 서구식 식생활을 지목하고 있다. 이는 서구식 식생활이 당뇨병과 관계가 있음을 시사한다.

실제로 당뇨는 서구식 식생활과 밀접한 관계가 있다. 서구식 식생활의 핵심은 육식이고 육식에는 많은 포화지방이 분포되어 있다. 포화지방은 혈전의 원료로 쓰이며 췌장과 세포문에 달라붙어 인슐린의 생성 및 사용을 저해하는데, 이때 당뇨병이 발생한다. 서울대학교 의과대학 생리학 교실 연구팀은 비만인은 인슐린 생성을 과도하게 통제하거나 세포에 대한 반응성을 떨어뜨려 당뇨병에 걸릴 확률이 높다고 밝혔다. 한마디로 비만인은 당뇨병에 상당히 취약하다.

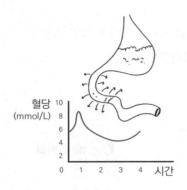

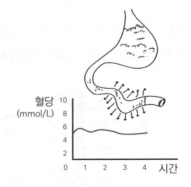

▲ 섬유질이 부족한 음식을 섭취하면 위와 장을 재빨리 통과해 혈당을 급격히 높이므로 췌장이 빨리 고갈된다.

▲ 섬유질이 충분한 음식은 위와 장을 천천히 통과해 혈당이 서서히 올라가므로 췌장과 인슐린에 부담을 주지 않는다.

8 간의 대사가 어렵다

간은 우리 몸의 모든 대사를 책임진다. 다시 말해 약 1,000가지의 효소를 분비하는 간은 영양소를 분해, 흡수, 해독, 저장한다. 우리가 섭취하는 지방은 리파아제(Lipase)라는 효소가 분해하는데, 리파아제는 지방이 십이지장에 다다를 경우 췌장에서 분비되는 효소다. 이 모든 대사에 관여하는 것이 바로 간이다.

간의 정상적인 대사는 발열 기능이 있을 때만 가능하다. 간의 발열 기능이 약해지면 간은 힘을 잃고 대사에 어려움을 겪는다. 만약 간이 열을 잃는다면 이는 피곤함보다 대사를 어렵게 하는 포화지방산이 원인이다.

포화지방산은 비만인에게도 치명적인 독이다. 포화지방산으로 간의 대사가 어려워지면 몸 안에 독이 생기고 독으로 인해 지방이 축적되면서 비만으로 이어진다. 따라서 지방 분해와 다이어트를 원한다면 간을 잘 다스리고 간에 힘을 주기 위해 발열 상태를 잘 관리해야 한다.

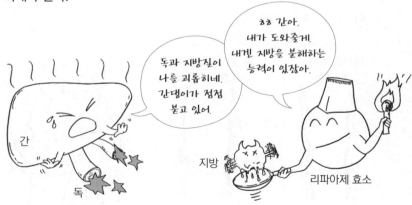

독과 지방질이 나를 괴롭히네. 간댕이가 점점 붓고 있어.

ㅎㅎ 간아, 내가 도와줄게. 내겐 지방을 분해하는 능력이 있잖아.

간

독

지방

리파아제 효소

▲ 지방은 간의 대사를 어렵게 만든다. 지방을 분해하는 효소 역시 간이 건강해야 잘 분비되고 지방을 분해할 수 있다.

대장은 소화기관 중 가장 마지막에 위치해 음식물의 최종부산물을 처리하는 장소다. 이곳에서 장내 세균이 부산물을 관리하고 밖으로 내보내는 일을 한다. 장내세균은 약 400종으로 장내에 100조 마리의 미생물이 서식하는데 이는 몸무게의 1.5킬로그램 정도에 해당한다.

유익균과 유해균은 7:3의 비율로 장내 환경을 유지하며 살아간다. 이 균형이 깨지면 장내 환경이 악화돼 여러 질병이 발생하는데 비만인의 두드러진 질환 중 하나가 변비다. 특히 이들은 무거운 변을 보는 것이 특징이다.

변비와 무거운 변을 본다는 것은 유해균의 활동이 증가하고 있음을 의미한다. 그러면 어깨 통증이나 결림 현상이 발생한다. 간을 통과한 **장내 부패 물질이 심장을 통해 어깨와 둔부 쪽에서 통증을 유발**하기 때문이다. 변비가 있다는 것은 곧 신진대사가 어렵다는 말이나 다름없다. 그리고 비만이 질병의 원인이라고 지목할 때는 변비와 숙변을 일컫는다.

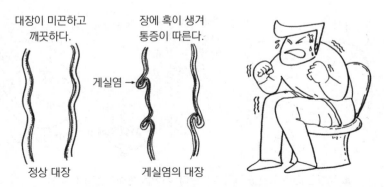

대장이 미끈하고 깨끗하다.

장에 혹이 생겨 통증이 따른다.

게실염 →

정상 대장

게실염의 대장

▲ 정제한 음식이나 지방질 식사는 장내 환경을 더럽게 만든다. 그러면 게실염이 발생해 숙변이 생긴다. 장이 막히면 어깨결림과 두통이 따른다.

10 순환장애를 일으킨다

우리 몸엔 수많은 혈관이 세포가 있는 곳까지 거미줄처럼 뻗어 있다. 이 혈관을 통해 온갖 물질이 이동한다. 이 혈관의 중심부에는 전체를 통솔하는 심장이 자리 잡고 있는데 심장은 하루도 쉬지 않고 혈액을 내보낸다. 즉, 심장은 지구 두 바퀴 반에 해당하는 9만 6,000킬로미터의 혈관에 하루에 10만 번 이상 혈액을 공급한다.

심장은 0.3초마다 약 70cc의 혈액을 내뿜고 0.5초가량 휴식을 취하면서 하루 30만 톤에 해당하는 혈액을 전신에 공급한다. 그런데 비만인 경우 심장은 지방으로 막힌 장기와 넓은 표면적에 더 많은 혈액을 공급하기 위해 애를 써야 한다. 이처럼 심장이 무리를 하면 심장의 기력은 더 빨리 소모된다.

나아가 **지방이 혈관 벽에 달라붙어 혈액의 흐름을 방해하고 혈관의 탄력을 떨어뜨리면 순환장애 문제가 발생한다.** 다시 말해 비만은 순환장애의 원인으로 결국 세포의 기근(飢饉)을 불러와 많은 질병을 초래한다.

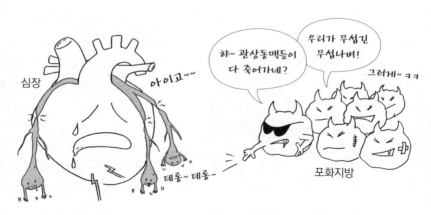

▲ 심장에는 암이 없지만 식으면 지방질이 순환을 막는 협심증 같은 순환장애 질병이 생긴다.

인체 중에서 가장 넓은 면적을 차지하는 것이 피부다. 피부는 뇌의 두 배에 가까운 3킬로그램의 무게에 18제곱미터의 면적을 차지한다. 이러한 피부는 모공을 통해 숨을 쉬기도 하지만 탄성이 있어서 늘어나고 수축하는 기능도 한다. 살이 쪘다가 원상태로 돌아와도 그대로 유지할 힘이 있는 것이 피부의 특징이다.

그런데 비만이 지속되면 피부가 탄성을 잃고 만다. 이후에는 늘어지는 현상이나 트러블이 잦아진다. 특히 탄성을 잃은 피부는 노화를 촉진한다. 피부는 지속적으로 수분과 영양을 공급받아야 탄력과 윤기를 유지할 수 있다. 하지만 비만인의 몸 안에는 과도한 지방이 분포돼 수분과 영양 공급을 저해하기 때문에 피부가 칙칙해지고 그늘이 진다. 특히 피하지방이 쌓일 경우 피부가 두터워지고 갈라져 아름다움을 잃는다. 피부는 그 사람의 모든 것을 말해준다. 건강한 피부를 원한다면 건강한 체중을 유지하는 것이 필수 조건이다.

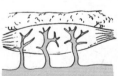

정상 피부는 근육이 많고 피하지방이 적다.

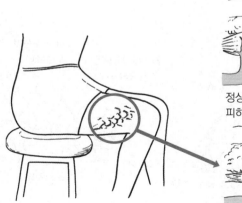

▲ 셀룰라이트는 피하지방이 과도하게 분포하면서 굳은 현상이다.

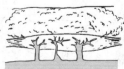

노화한 피부는 근육이 적고 피하지방이 많다.

12 퇴행성관절염으로 통증을 유발한다

관절에 있는 연골은 인체의 충격을 흡수하고 유연성을 갖게 해준다. 그리고 연골에는 윤활관절(Synovial joint)이라는 막이 있어 연골 보호는 물론 관절이 움직일 때 마찰을 최소화한다. 윤활관절이 벗겨지고 연골이 닳아 관절이 서로 부딪혀 통증을 유발하는 것이 퇴행성관절염의 특징이다.

정상체중의 경우 연골은 몸의 체중을 지탱할 수 있다. 하지만 **비만인 경우 연골이 정상체중 때보다 더 많은 압력을 감당해야 하기 때문에 닳기 시작한다.** 결국 오랜 시간이 지나면 연골 소실과 몸의 불균형이 발생한다.

보스턴대학의 프랭크 로머 박사팀은 체중이 1킬로그램 늘어날 때마다 무릎은 세 배에 달하는 부담을 받고, 체질량지수가 1 증가할 때마다 연골이 급속히 소실될 가능성이 11퍼센트 증가한다는 연구 결과를 발표했다.

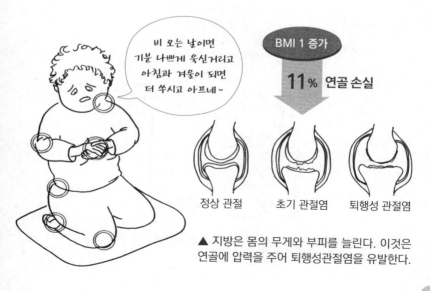

▲ 지방은 몸의 무게와 부피를 늘린다. 이것은 연골에 압력을 주어 퇴행성관절염을 유발한다.

갑상선은 인체의 체온 유지와 신진대사에서 중요한 일을 하는 내분비기관이다. 특히 지방 대사에 필수적이고 요오드를 통해 단백질 합성 및 형성에 관여하며, 운동에너지가 필요할 때 필요한 영양소를 조달해준다.

스트레스나 영양이 결핍되면 갑상선 기능 저하가 일어나지만, 과도한 지방질이 갑상선 기능에 부담과 스트레스를 주는 경우도 있다. 살이 찌는 것은 갑상선 기능이 망가졌을 때 발생하는 현상이다. 신진대사 기능이 마비되었기 때문이다.

갑상선 기능 저하는 비만으로 가는 지름길이다. 비만으로 인체에 과산화지질이 형성되고 활성산소가 증가하면 인체에 더 많은 지방이 쌓여 고도비만이 발생한다. 이처럼 비만과 갑상선은 밀접한 관계가 있다.

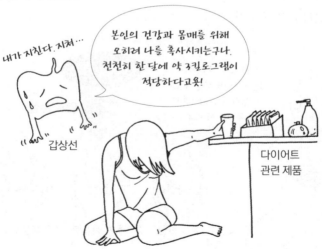

▲ 무리한 다이어트는 갑상선에 심한 스트레스성 충격을 주기 때문에 오히려 잃는 것이 더 많다.

14 대사증후군은 생활습관병을 초래한다

대사증후군이란 인체 대사에 문제가 발생해 찌꺼기가 쌓이는 증상을 말한다. 몸 안에 찌꺼기가 쌓이면 인체는 그것을 몸의 임파선과 간, 근육에 차곡차곡 저장한다. 그리고 그것이 부패하지 않도록 지방으로 코팅한다. **지방이 보존제와 방부제의 역할**을 하기 때문이다.

이것이 장기화하면 만성질환으로 치우치며 몸에 더 많은 지방이 쌓여 비만으로 발전한다. 대사가 잘 이뤄지지 않는 이유로는 장기에 쌓인 지방 축적과 그로 인한 효소 부족이 있다. 대사증후군이 나타나면 쉽게 성인병에 걸리고 인체 활동에 문제가 발생하면서 피로감이 잦아진다. 그러면 만성피로로 인체는 게을러지고 최종적으로 생활습관병이라는 진단을 받는다.

대사증후군이나 생활습관병에 걸린 사람들은 운동이 필수적이다. 인체를 움직여 활동할 경우 몸 구석구석에 쌓인 코팅된 지방이 분해되면서 찌꺼기까지 끄집어내 청소할 수 있기 때문이다.

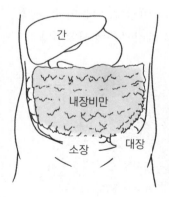

대사증후군이란?

인체 내의 대사(효소)에 문제가 발생해 순환의 어려움을 겪는 증상으로 몸 안에 혈전 같은 더러운 찌꺼기가 쌓인다. 비만을 대사증후군 질병이라 부르기도 한다.

· **20퍼센트 초과 = 비만**
· **30퍼센트 초과 = 고도비만**

▲ 비만의 가장 큰 문제는 내장에 지방이 쌓여 복부비만으로 발전하는 것이다. 이는 성인병의 원인이다.

서구식 식생활과 현대사회가 만들어낸 안락함은 인체에 즐거움과 동시에 게으름을 선사했다. 문제는 게으름에 있다. 인체는 사용한 만큼 더 건강해지고 기능이 발달한다. 반면 사용하지 않으면 녹이 슬고 퇴화한다. 특히 입맛을 사로잡는 서구식 식생활은 인류의 질병에 막대한 영향을 끼쳤다. 서구식 식단은 대부분 지방질로 인체에 과도한 양의 지방질이 들어간다. 특히 가공한 지방질은 육류에서 얻는 지방질보다 더 무섭고 위험하다.

이러한 **지방질은 혈관의 탄력이 떨어뜨리고 여러 물질이 달라붙어 혈액 흐름을 방해한다**. 이것을 **혈전**이라고 하는데 혈관에 혈전이 생기면 혈관이 좁아져 혈류의 흐름을 방해한다. 목 주위의 혈관이 좁아지면 **고혈압**이 발생하고 둔부의 혈관이 좁아지면 뇌출혈이 발병한다.

나아가 인체 전반에 끈적끈적한 지방질이 늘어나면 **고지혈**이 생기고, 지방이 과도하게 분해되면서 **고콜레스테롤**을 초래한다. 이 경우 인체는 급속도로 산성화로 기울어진다. 더불어 온갖 질병에 노출돼 대사증후군이나 성인병 등 만성질환에 시달린다.

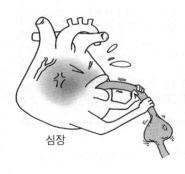

심장

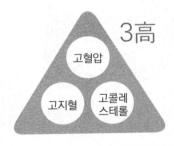

3高

고혈압

고지혈

고콜레스테롤

▲ 3고는 혈관에 찌꺼기가 쌓여 발생하는 질병으로 심장에 무리한 스트레스를 준다.

16 3저(저혈압, 저혈당, 저체온)의 원인이 된다

3저 질병은 인체 기능이 떨어졌을 때 생기는 것으로 과도한 지방질 섭취와 비만이 주범이다. 3저 역시 **혈전**이 문제를 일으킨다.

심장에는 그 기능을 돕는 세 개의 관상동맥이 있다. 심장에서 내뿜는 혈액의 5퍼센트는 심장이 재사용하는데 이때 관상동맥이 산소를 공급한다. 그런데 만약 관상동맥에 혈전이 협착하면 협심증이 발생한다.

협심증으로 심장에 혈액과 산소 결핍이 일어나면 부족한 혈액을 공급하기 위해 심장은 압박을 받는다. 결국 심장은 기능을 상실하고 혈류를 제대로 보내지 못하면서 **저혈압**이 생긴다.

그리고 포화지방은 췌장에 혈전을 만들고 세포 수용체를 병들게 해 인슐린 활동과 포도당 흡수를 저해하는 **저혈당** 증세를 만든다. 그뿐 아니라 **지방이 체온을 떨어뜨리면 다시 체온을 유지하기 위해 지방이 축적되는 악순환**이 일어난다. 결국 비만은 3저의 원인이다.

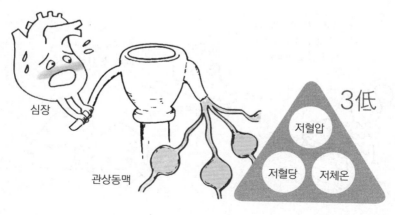

심장

관상동맥

3低

저혈압

저혈당   저체온

▲ 3저는 심장 기능 약화로 발생한다. 이는 나이와도 상관이 있으며 노화로 발생하기도 한다.

17 자가면역을 바보로 만든다

지방은 임파선을 통해 흐르고 임파선은 혈관과 함께 온몸에 퍼져 있다. 그 임파선은 혈관의 탄성 유지와 에너지 대사에서 에너지를 낼 때 중요하게 쓰인다. 임파선에는 임파절이 있는데 이곳은 B-임파구와 T-임파구가 모여 있는 면역기관이다. 특히 인체의 접히는 부분인 배, 서혜부, 겨드랑이, 경부 등에 집중적으로 쌓여 있다. 이는 임파절이 지방과 면역을 보호하기 위한 방법이다.

만약 부분비만이라면 이는 임파절에 지방이 과도하게 쌓여 있고 또 면역에 이상이 생겼음을 의미한다. **지방 축적은 면역 활동을 저해하며 이는 자가면역질환을 유발한다.** 자가면역질환은 면역 과잉 반응과 함께 면역이 바보가 되었다는 증거다. 면역이 바보가 되면 식별 능력이 떨어지고 인체에 침입하는 세균과 바이러스에 제대로 대처하지 못해 감기나 몸살에 자주 걸린다. 비만은 면역력 저하의 핵심 요인이다.

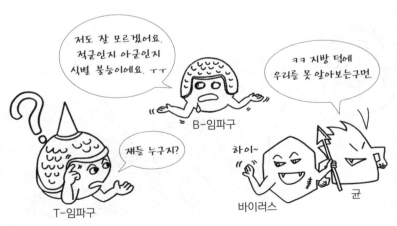

▲ 비만은 몸 전체의 면역 시스템을 교란한다. 그래서 비만인은 정상인보다 자가면역질환에 걸리기 쉽다.

18 알레르기를 일으킨다

알레르기질환은 인체에 침입하는 여러 환경물질에 과도한 반응을 보이는 것을 말한다. 인체는 환경에 적응해 이겨 나가도록 설계되어 있다. 지금과 같은 환경 정도에 인체가 과민 반응을 보이는 것은 사실상 불가능하다. 만약 그랬다면 인류는 이미 오래전에 멸망했을 것이다.

인체에 침입하는 외부물질에 대항 및 적응하는 것은 모두 면역 시스템이 조절한다. 이러한 물질을 가장 먼저 식별하고 판단하는 것이 임파절에 있는 B-임파구다. B-임파구의 식별 능력에 따라 과립구나 림프구가 움직인다. B-임파구의 식별 능력이 떨어지면 과립구나 림프구가 과민 반응을 보이면서 그 외부물질을 어떻게 할지 갈팡질팡하고 만다. 이러한 반응이 알레르기 현상이다.

비만은 B-임파구의 식별 능력을 현저하게 떨어뜨린다. 또한 비만은 면역 시스템을 교란하고 저체온을 유발해 면역 기능과 능력도 떨어뜨린다. 그리고 최종 단계에서 자가면역질환인 알레르기 반응을 일으킨다.

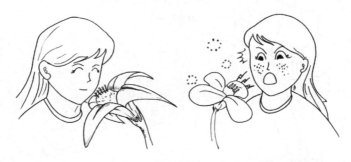

▲ 알레르기는 면역의 과잉 반응에서 비롯된 자가면역질환이다. 비만인의 행동이 정상인보다 더 느리듯 면역 역시 느리게 반응한다. 이때 과잉 반응이 나타나는데 그것이 알레르기다.

남성의 상징을 정력이라고 생각한다면 정력 유지는 요도관과 전립샘의 지방 관리에 있다. 남성은 사회생활을 하면서 고지방 식사, 술, 담배, 스트레스 등의 복합적 요인으로 **혈중 지방질 농도가 짙어지는데** 이것이 혈액의 흐름과 산소 유입을 방해해 세포의 신진대사에 어려움이 따른다.

정력을 위해서는 열에너지에 혈액과 산소를 공급해야 하며, 이것이 어려울 경우 정력이 떨어지고 발기에 문제가 발생한다. 이는 순전히 지방이 관여하는 문제라고 할 수 있다. 따라서 하체 운동을 하고 혈액을 맑게 해주는 음식을 섭취하면 정력이 강해진다.

특히 뱃살은 정력 감퇴의 첫 번째 요인이다. 뱃살이 나오면 남성의 생식기는 더욱 아래로 들어가고 서혜부의 체열로 정력이 떨어진다. 이처럼 뱃살과 정력은 서로 밀접한 관계가 있다.

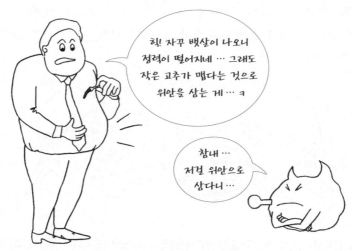

▲ 뱃살이 나오면 남성의 생식기 부위가 아래로 내려가고 혈액순환이 원활히 이뤄지지 않는다. 그러면 정력이 떨어지고 낭습이 생겨 악취가 발생한다.

20 여성의 생리를 차단한다

여성의 임신과 출산은 생리(월경)가 좌우한다. 생리는 한 달에 일주일 정도로 이 기간에는 임신이 불가능하다. 전체적으로는 보름 동안 임신이 통제되고 남은 보름간 임신이 가능하다.

안타깝게도 근래 들어 기형아와 불임 여성이 늘어나고 있다. 국민건강보험공단에 따르면 2012년 여기에 해당하는 인구가 19만 1,000명으로 나타났는데 이는 연평균 4.2퍼센트 증가한 수치다.

물론 나팔관이나 생식기관 호르몬 문제도 있겠지만 근본적인 이유는 생리 문제에서 찾아볼 수 있다. 비만으로 여성의 생식기관에 지방이 쌓이면 임신이 어렵다. 특히 생리통, 생리불순은 모두 지방 때문에 발생한다. 지방이 생식선을 차갑게 하고 혈류의 흐름을 방해하기 때문이다. 여성은 남성과 달리 생식기관을 따뜻하게 관리해야 한다. 만약 차갑게 관리해 지방이 쌓이면 그만큼 여성은 여러 가지로 고통을 받는다.

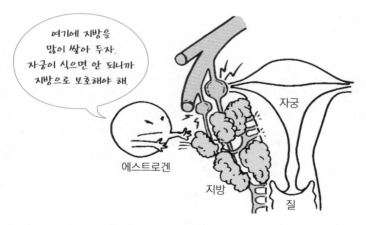

▲ 자궁이 차가워지면 에스트로겐은 자궁벽에 지방을 쌓는다. 지방이 두터워질 경우 혈액순환이 원활치 않아 생리불순이나 자궁내막증 같은 질환에 시달린다.

제3장

비만의 진실

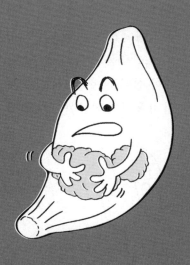

1 여자는 왜 남자보다 살이 더 잘 찔까?

여자는 남자보다 체지방 비율이 높다. 평균적으로 남녀 모두 약 15퍼센트의 비율이 적정선이며 성인 남자는 15~20퍼센트, 성인 여자는 20~25퍼센트를 기준점으로 본다.

남자는 근육이 발달해 지방이 많으면 근육 사용이 어렵다. 그러나 여자는 근육보다 지방의 양을 늘려야 출산 및 육아나 스트레스 대처용으로 사용할 수 있다. **여자는 대략 초경기부터 폐경 전까지 지방을 많이 축적하는데 이것은 여성 호르몬인 에스트로겐이 조절한다.**

폐경이 되면 지방의 양이 줄어들기 시작하면서 피부 탄력이 떨어지고 주름이 급격히 증가한다. 특히 여자는 남자보다 지방이 많아 살이 더 잘 찐다. 이것은 축복이기도 하지만 지방을 잘 관리하지 못하면 비만이 되므로 주의해야 한다.

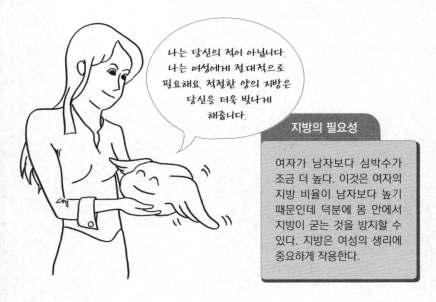

나는 당신의 적이 아닙니다. 나는 여성에게 절대적으로 필요해요. 적절한 양의 지방은 당신을 더욱 빛나게 해줍니다.

지방의 필요성

여자가 남자보다 심박수가 조금 더 높다. 이것은 여자의 지방 비율이 남자보다 높기 때문인데 덕분에 몸 안에서 지방이 굳는 것을 방지할 수 있다. 지방은 여성의 생리에 중요하게 작용한다.

2 왜 여자는 출산 후 갑자기 살이 찔까?

결혼 후 여자의 신체 리듬은 결혼 전과 완전히 다르게 나타난다. 그렇다고 모두가 살이 찌는 것은 아니다. 살이 쪘다면 이는 신체에 또 다른 변화가 일어나고 있다는 증거다.

출산 후 여자는 단백질과 지방으로 젖을 만들어야 한다. 아이가 하루에 먹는 젖의 양은 500~700밀리그램으로 두 시간에 한 번씩 8~12회에 걸쳐 10~15분간 60밀리그램의 모유를 먹는다. 이것을 충당하려면 엄마는 계속 지방이 필요하다. 출산 후 살이 찌는 것은 젖을 만들기 위해서다.

젖을 뗀 후에도 계속 살이 찐다면 그 원인은 육아 스트레스에 있을 가능성이 크다. 엄마는 아기에게 젖을 주고 집안일을 하며 직장이나 그밖에 여러 가지 문제로 스트레스를 받는다. 때로 이것이 스트레스성 비만으로 이어진다.

남자는 밖에서 일하지만 여자는 가정의 모든 일을 도맡아야 한다. 가령 아이들의 모든 성장 단계에 일일이 신경 쓰고 음식과 건강을 챙겨야 한다. 남자들은 흔히 그게 뭐 그리 어렵냐고 말하지만 여자에게 그것은 쉼 없는 고달픔이다.

이 고달픔이 마음과 몸에 쌓여 풀지 못하면 스트레스가 되며, 그것이 만성적으로 작용해 염증과 통증을 유발하면서 살이 찐다. 특히 여자는 출산 후 집안일로 시달림을 받는 동시에 운동이나 근력을 키울 시간적 여유가 부족해 대개 지방만 발달한다.

3 여자는 평생 다이어트를 해야 하나?

여자의 미모는 자신의 후세대를 위해 짝을 찾기 위함이고, 몸
매는 자녀를 건강하게 출산하려는 의미를 지니고 있다. 현대 들
어 다이어트가 단순히 살을 뺀다는 국소적인 의미로 퇴색되었지
만 본래 다이어트는 균형 있는 영양 섭취를 위한 것이다.

영양 불균형과 부족한 영양이 신체 기능 상실로 이어져 한쪽
으로 치우친 몸 상태가 된 것이 비만이다. 따라서 여자는 살을 뺀
다는 의미의 다이어트가 아니라 자신과 가정의 건강을 위해 영양
다이어트를 해야 한다. 이것이 진정한 다이어트다.

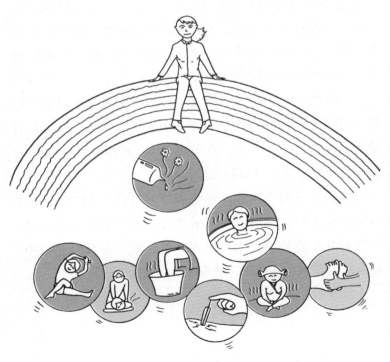

▲ 올바른 다이어트는 미모보다 균형 있는 몸 상태를 위한 것이다.

4 한 달에 몇 킬로그램을 빼야 하나?

몸 안의 체지방을 빼는 것은 매우 어려운 일이다. 지방은 축적보다 없애는 과정이 더 힘들다. 체온을 다시 올리고 근육을 키워야 하기 때문이다. 몸에 붙은 지방은 여러 형태로 존재하며 몸 구석구석에 자리 잡고 있다. 이를 통제하는 것이 바로 갑상선이다.

다이어트는 갑상선에 무리가 가지 않는 선에서 해야 한다. 그렇지 않으면 갑상선이 심한 스트레스를 받아 오히려 인체가 병들 수 있다. 다이어트로 한 달에 제거하는 체지방의 적정한 양은 3킬로그램 내외다. 3킬로그램은 대략 세숫대야를 가득 채울 만한 양이다. 한 달에 그 정도의 양이 없어진다는 얘기다.

만약 일주일에 3킬로그램 혹은 한 달에 3킬로그램 이상의 체지방을 제거할 경우 갑상선이 긴장 상태에 있거나 심한 스트레스를 받고 있다고 보면 된다. 체지방이 오랜 시간에 걸쳐 몸에 쌓였듯 그 제거도 몸에 지장을 주지 않는 선에서 인내심을 갖고 서서히 해야 한다.

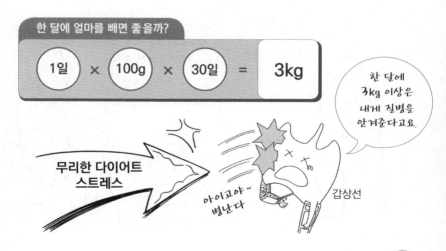

한 달에 얼마를 빼면 좋을까?

1일 × 100g × 30일 = 3kg

한 달에 3kg 이상은 내게 질병을 안겨준다고요.

무리한 다이어트 스트레스

아이고야~ 병난다

갑상선

5 물만 마셔도 살이 찐다?

물만 마시고는 절대로 살이 찔 수 없다. 오히려 충분한 양의 물 섭취는 지방을 분해해 다이어트에 효과적이다. 인체의 70퍼센트는 수분으로 이뤄져 있다. 이 비율이 어긋나면 인체는 몸 안의 독을 제거하고 영양 대사를 할 수 없어 오히려 비만으로 이어진다.

정말 물만 먹어도 살이 찐다면 그 이유는 수분 대사가 원활치 않기 때문이다. 인체 내에서 수분이 정체돼 운반과 배설 기능이 제대로 작동하지 않으면 인체에 독소가 증가해 비만이 발생한다. 특히 찬물을 마시면 수분 활동이 더욱더 어려워진다.

평소에 물을 충분히 마시지 않는 사람은 살이 더 잘 찐다. 만약 다이어트에 실패했거나 다이어트 이후 요요현상이 심하게 나타난다면 이는 물 부족 현상으로 보면 된다. 다이어트를 할 때 하루에 최소 2~3리터 이상의 따뜻한 물을 마시면 절대로 실패하지 않는다. 수분은 지방 분해 및 배출에도 절대적으로 필요하다.

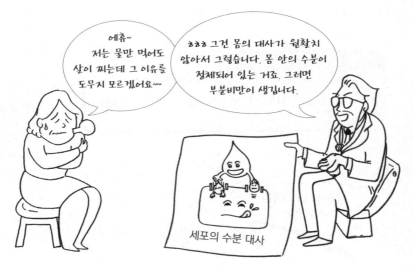

6 찬물이 좋을까? 따뜻한 물이 좋을까?

우리는 매일 2리터 이상의 물을 섭취해야 한다. 지방 축적 및 분해 과정에는 반드시 물이 관여하며 충분한 물 공급은 인체의 순환에 직접적인 영향을 미친다. 문제는 찬물을 마실 것인지, 아니면 따뜻한 물을 마실 것인지에 있다.

혹자는 찬물이 인체 내에 들어가면 그걸 데우기 위해 지방이 연소된다고 말한다. 이는 상당히 과학적인 분석이지만 찬물이 인체에 들어가도 지방이 직접적으로 작용하는 것은 아니다. 오히려 **찬물을 만나는 순간 지방이 굳어 순환을 방해한다. 찬물은 절대 찬 상태에서 흡수되지 않는다. 물은 몸의 체온과 같아야 흡수가 이뤄진다.**

찬물을 마셨을 때 온도를 올리는 것은 우리가 하루에 상용하는 에너지원이다. 이 에너지원을 체지방 분해가 아니라 찬물을 데우는 데 사용하면 몸은 에너지원이 부족해져 오히려 체지방을 형성한다. 그러므로 **성공적인 다이어트를 원한다면 반드시 따뜻한 물을 공복에 충분히 마시는 것이 좋다.**

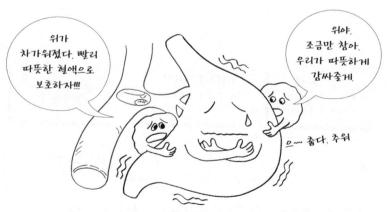

▲ 찬물은 몸 안의 에너지 소비와 위 경직을 일으켜
다이어트에 도움이 되지 않는다.

？ 영양 불균형이 살이 찌게 한다?

인체는 매일 일정량의 칼로리를 필요로 한다. 하루에 필요한 칼로리는 남자가 평균 2,400킬로칼로리고 여자는 2,200킬로칼로리다. 설령 휴식을 취해도 **세포 재생, 호흡을 위한 폐 작동, 휴식에 필요한 뇌의 호르몬 방출로 최소한의 칼로리를 소모한다.** 이것을 기초대사량(Basal metabolism)이라고 한다.

칼로리는 열량을 말하며 열량은 체내에서 발생하는 에너지를 의미한다. 에너지를 얻으려면 영양이 필요한데 균형 잡힌 영양은 인체의 균형과 신체 발달을 이끈다. 반면 영양의 균형이 깨지면 인체는 한쪽으로 치우치고 결국 영양의 불균형으로 비만이 발생한다.

모든 영양은 서로 유기적인 위치에서 공생한다. 즉, 독단적으로 활동하지 못한다. 따라서 한 영양이 과도하게 들어오고 필요한 영양이 부족하면 영양의 균형을 맞추고자 남아도는 영양은 나중을 위해 저장한다. 이때 지방으로 보관하는데 이것이 과하거나 습관이 되면 비만이 발생한다.

일일대사량	일일기초대사량	대사를 위한 영양 필요
● 남자: 2,400㎉ ● 여자: 2,200㎉	● 남자: 1,400㎉ ● 여자: 1,200㎉	◀

♣ 칼로리 = 열량의 단위로 물 1그램을 14.5℃에서 15.5℃로 올리는 데 필요한 열량을 말하며 통상 킬로칼로리(㎉)를 같이 사용한다.

♣ 칼로리 계산법 = ① 기초대사량: 몸무게(kg) × 24시간 × 0.9 ㎉
　　　　　　　　　② 하루대사량: 기초대사량 × 1.45 = 1,284 ㎉

8 한 가지 음식만으로 살이 빠질까?

다이어트나 디톡스를 할 때 반드시 피해야 할 것이 극단적인 방법이다. 그중 하나가 한 가지 음식으로 살을 빼는 것이다. 한 가지 음식에는 지방 분해 효소나 영양이 충분치 않기 때문에 이런 방법으로 살을 빼면 오히려 요요현상을 겪을 확률이 높다.

자연계에 다양한 식물이 존재하는 이유는 여러 가지를 섭취해 영양의 균형을 맞추라는 의미다. 인체가 한 가지 음식만으로 버틸 수 있는 기간은 3일 정도다. 3일이 지나면 입맛은 다른 것을 원한다. 이것은 한 가지 음식에 들어 있는 영양은 충분하니 다른 영양을 넣어달라는 뜻이다. 비만이 생긴 이유를 가만히 따져보면 대개는 자기 입이 좋아하는 몇 가지 음식만 즐겨 먹었기 때문이다.

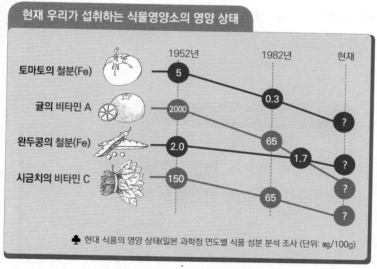

현재 우리가 섭취하는 식물영양소의 영양 상태

	1952년	1982년	현재
토마토의 철분(Fe)	5	0.3	?
귤의 비타민 A	2000	65	?
완두콩의 철분(Fe)	2.0	1.7	?
시금치의 비타민 C	150	65	?

♣ 현대 식품의 영양 상태(일본 과학청 연도별 식품 성분 분석 조사 (단위: mg/100g)

▲ 과거에 비해 식물에 함유된 필요 영양소가 절대적으로 부족하다.

근래에 한국에서 비만 인구가 급증하는 이유 중 하나는 아침을 거르기 때문이다. 아침식사는 보약 중 최고의 보약이다. 결론적으로 말하면 아침을 굶을 경우 살이 빠지지 않는다. 반대로 더 찐다. 설령 다이어트에 성공해도 요요현상이 심하게 나타난다.

아침을 꾸준히 먹으면 살이 찌지 않는다. 연구에 따르면 소화관을 포함한 인체 활동은 아침 7시부터 오전 11시까지가 가장 효과적이라고 한다. 그렇다면 소화력이 가장 왕성한 아침에 음식을 반드시 먹어야 한다. 아침식사를 통한 체중 변화 관찰도 매우 흥미로운 결과를 보여준다. 다이어트를 하면서 아침식사를 꾸준히 한 사람은 한 달 동안 평균 4.5킬로그램이 줄었다. 더불어 급격한 체중조절에 따른 갑상선 문제도 발생하지 않았다.

한편 아침식사를 하는 사람은 심장발작 위험률이 감소하는 반면, 아침을 거르면 기상 후 2~3시간 동안 심장발작 위험률이 높아진다고 한다.

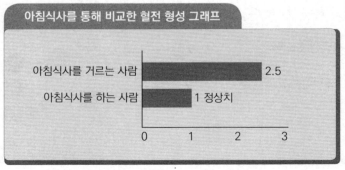

아침식사를 통해 비교한 혈전 형성 그래프

아침식사를 거르는 사람   2.5
아침식사를 하는 사람   1 정상치

Journal of the Louisiana State Medical Society 1985;137(6):35~38

저녁에는 뇌의 송과선에서 멜라토닌 호르몬을 분비해 숙면을 취하게 한다. 또 뇌의 시상하부에 신호를 줘서 신경 호르몬인 세로토닌을 분비시킨다. 세로토닌은 식욕을 떨어뜨리고 소화관의 휴식을 돕는 식욕 조절 호르몬이다. 결국 저녁에는 식사를 간단히 하라는 얘기다.

두 호르몬은 수면과 소화를 책임지는 호르몬이다. 만약 위에 음식이 가득 든 상태로 잠을 청하면 이 호르몬들은 반대의 반응을 한다. 세로토닌은 위에 있는 음식을 소화시키기 위해 송과선에서 멜라토닌 호르몬이 분비되지 못하게 막아 수면을 방해한다. 그러면 이 호르몬들 사이에 충돌이 생긴다.

이때 두 가지 문제가 발생한다. 하나는 소화를 하지 못해 위가 지친다는 것이고, 다른 하나는 수면 부족으로 아침에 밥맛이 없거나 머리가 무겁다는 것이다. 그러므로 아침은 반드시 먹고 저녁식사는 하지 않거나 간단히 하는 것이 좋다.

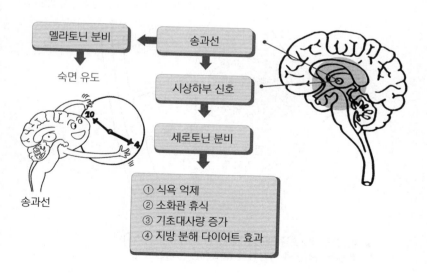

10

간식이 비만을 만든다?

소화관에 들어오는 음식은 그 양에 상관없이 2~3시간쯤이면 위를 떠난다. 한데 기름진 음식을 많이 먹을 경우에는 3~4시간 이상이 지나야 위가 비워진다. 그래서 식사는 최적 5시간, 최소 4시간 간격으로 해야 한다. 그 안에는 물 외에 아무것도 먹지 않아야 하고 물도 식후 2시간 뒤에 마셔야 한다.

간식은 소화 시간이 채 끝나기도 전에 음식을 또 넣는 일이다. 이 경우 소화에 지친 소화기관이 쉬지도 못하고 혹사를 해야 한다. 혹사를 당한 소화기관은 다음에 들어오는 음식을 제대로 소화시키지 못하고 늘어져 위하수증(Gastroptosis)에 걸리고 만다. 이때 잉여 영양분이 몸에 쌓이고 이것이 비만으로 이어진다. 간식은 차라리 굶는 것만 못하다는 것을 알아야 한다.

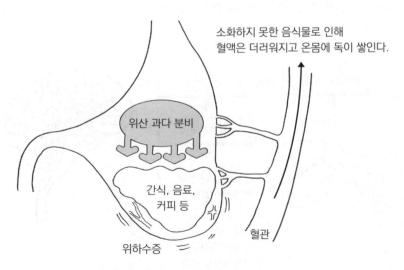

소화하지 못한 음식물로 인해
혈액은 더러워지고 온몸에 독이 쌓인다.

위산 과다 분비

간식, 음료,
커피 등

혈관

위하수증

▲ 비만은 위의 문제에서 시작된다. 소화력이 떨어지면
덜 분해된 음식물을 저장하기 위해 지방이 생성된다.

3장

소화관에는 소화를 돕는 점막에 융모(Villus)가 있다. 이 융모는 소화할 때 강한 산(酸)에 의해 손상되고 회복하기까지는 대략 4시간이 필요하다. 간식은 소화를 돕는 융모가 회복되기 전에 음식을 넣는 것이므로 회복 도중 다시 소화를 해야 하는 이중고를 떠안기는 셈이다. 그러면 덜 분해된 영양소가 점막을 통해 흡수되고 혈중을 떠다녀 혈액을 산성으로 만든다. 혈액이 산성으로 기울면 몸에 독소가 늘어난다. 독소가 늘어날 경우 독을 처리하는 과정에서 지방이 형성된다. 지방은 임파선 부위와 복부에 차츰차츰 쌓이고 이내 비만으로 이어진다.

그러므로 자주 먹어서 사용하지 못하는 것보다 덜 먹고 다 사용하는 것이 인체에 더 유익하다. 이것이 올바른 다이어트 방법 중 하나다.

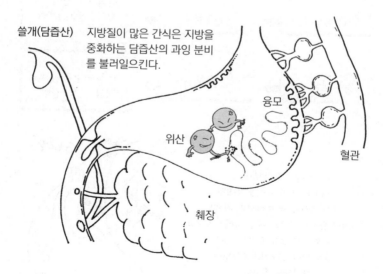

쓸개(담즙산) 지방질이 많은 간식은 지방을 중화하는 담즙산의 과잉 분비를 불러일으킨다.

융모

위산

혈관

쵀장

▲ 간식은 인슐린 분비를 촉진해 쵀장이 병들게 하며 결국 제1형 당뇨에 걸린다.

11

하루 5식이 좋다?

사람은 하루에 몇 끼의 식사를 하는 것이 좋을까? 많은 이론과 과학적 증거가 있지만 답은 간단하다. 먹은 만큼 사용한다면 몇 끼인지는 상관없다. 현대인은 먹는 종류도 다양하고 원할 경우 몇 끼의 식사라도 배불리 먹을 수 있다.

이것이 축복인지 저주인지는 잘 모르겠지만 근육을 많이 쓰는 사람은 하루에 세 끼 식사가 좋다. 반면 앉아서 업무를 보거나 정신적 활동을 하는 사람은 하루에 두 끼 식사가 오히려 몸에 더 좋다. 두 끼 식사는 아침과 점심에 하는 것이 좋으며 저녁은 피하는 것이 바람직하다. 만약 세 끼를 원한다면 저녁은 소화가 잘되는 과일식을 추천한다.

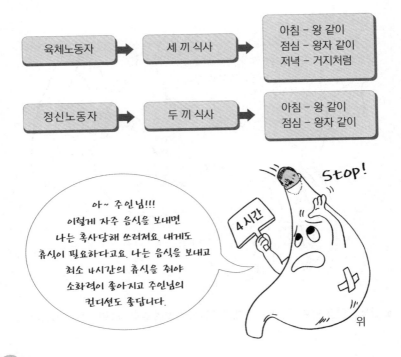

이탈리아 마리오 네그리 약학연구소의 카를로 라 베키아 교수 팀은 잦은 식사는 대장암과 직장암 발병률을 두 배나 늘린다고 경고했다. 하루에 네 끼 이상의 식사를 하는 사람은 하루에 두 끼의 식사를 하는 사람에 비해 대장암과 직장암에 거의 두 배 더 걸린다고 한다. 다 소화되지 않은 음식물이 대장과 직장까지 내려와 부패하고 독소를 만들어 인체에 나쁜 영향을 미치기 때문이다.

특히 단백질 부산물은 대장과 직장에 폴립(Polyp, 용종이라고도 함)을 만드는데 이것이 악성화할 경우 암으로 발전한다.

라 베키아 교수팀은 식사 횟수가 병에 더 많이 걸리는 독립된 요인이라며 실제로 하루에 세 끼를 먹지 않고 두 끼를 먹으면 더 건강을 누릴 수 있다고 말한다. 또한 꼭 저녁을 먹어야 한다면 가급적 가볍게 먹을 것을 권장한다.

▼ 식사 횟수에 따른 질병 위험도

하루 식사 횟수	직장암 위험도	대장암 위험도
2회 이하	1.0	1.0
3회	1.7	1.4
4회 이상	1.9	1.9

Franceschi S, La Vecchia C, et al. Meel frenquency and risk of colorectal Cancer Res 1992 Jul 1;52(13):3589~3592.

많은 사람이 다이어트를 할 때 물만 마시고 굶는 방법을 택한다. 하지만 굶는 다이어트는 성공 가능성이 희박하다. 일방적으로 굶는 다이어트는 우리가 알고 있는 절식, 단식의 방법과 많이 다르다. 절식과 단식에는 일정한 프로그램이 있다. 그리고 프로그램 이후 요요현상을 줄이거나 발생하지 않는 여러 후속조치를 병행해 몸을 보호한다.

반면 개인적으로 하는 일방적인 단식이나 굶는 다이어트는 길들여야 할 지방의 습성과 인체를 잘 몰라서 실패할 확률이 높다. 더구나 다이어트 후 보양식을 잘못 섭취하면 돌이킬 수 없는 실패를 맛본다.

인체는 매일 들어오던 음식이 들어오지 않으면 남은 열량을 소비한다. 이것은 대략 하루가 지나면 바닥이 난다. 이때부터 배고픔이 시작되는데 계속 음식을 넣어주지 않으면 인체는 저장해놓은 열량을 꺼내 사용한다. 더불어 배고픔이 통증으로 나타난다. 2~3일이 지나면 이 통증이 사라지면서 머리가 맑아지고 기운이 없어진다. 이때까지 인체는 남아 있는 열량을 쓰는데 아직까지는 몸의 지방을 사용하거나 분해하지 않는다. 만약 3일 정도 굶고 살이 빠질 거라고 기대했다면 이는 착각이다.

이 방법은 주로 몸의 독소를 없애는 디톡스(Detox)에 적합하다. **3일 동안 지방은 꿈쩍도 하지 않는다는 것을 꼭 기억해야 한다.** 3일 동안 굶었으니 지방이 어느 정도 빠졌을 거라고 생각해 안심하고 일반 식사를 하면 설령 조금만 먹어도 몸은 갑자기 들어오는 음식을 폭식으로 간주한다.

문제는 지금부터다. 몸은 또다시 갑자기 굶주릴 거라는 생각에 음식을 더 많이 저장하려 한다. 언제 또 음식이 들어오지 않을지도 모른다는 인식을 심어준 셈이다. 따라서 습관적으로 굶는 방법을 선택하면 인체는 타성에 젖고 굶는 방법에 대항하고자 반항적으로 길들여진다.

만약 일주일 정도 굶는다면 2~3일 후 지방이 분해되기 시작한다. 이때 인체는 최소한의 열량만 소비하는데 많이 소비해봐야 1,500킬로칼로리 이내다. 지방은 1그램당 9킬로칼로리의 열량을 가지고 있기 때문에 3일이 지난 4일째부터 하루에 약 160그램의 지방을 소비할 수 있다. 그러면 1주일 이내에 약 640그램으로서 1킬로그램 이내의 살을 뺄 수 있게 된다. 이런 방법으로 살을 빼는 것은 매우 어려운 일이다. 고작 1킬로그램 이내를 감량하기 위해 1주일간 굶주림의 고통을 이겨내는 인내가 필요하기 때문이다.

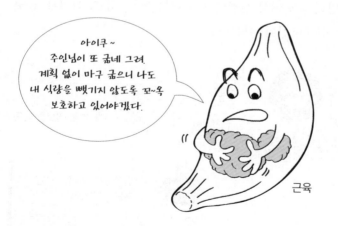

아이쿠~
주인님이 또 굶네 그려.
계획 없이 마구 굶으니 나도
내 식량을 뺏기지 않도록 꼬~옥
보호하고 있어야겠다.

근육

▲ 굶어서 살을 빼는 것은 어리석은 일이다. 오히려 균형 잡힌 영양을 섭취하며 절식하거나 전문가의 프로그램을 활용하는 것이 다이어트를 성공으로 이끄는 데 효과적이다.

현대인은 다양한 카페인을 섭취하고 있다. 선호하는 커피를 비롯해 에너지 음료, 녹차, 홍차, 강장음료 등 우리가 마켓에서 쉽게 구입하는 음료에는 카페인이 들어 있다. 근래에는 초콜릿과 과자 등 그 범위가 확산되고 있다.

우리에게 하루에 필요한 카페인은 400밀리그램이다. 커피 한 잔에 약 150밀리그램의 카페인이 들어 있으니 하루 두서너 잔이면 충분한 양의 카페인을 먹는 셈이다.

그런데 하루에 필요한 400밀리그램은 신체에 어떤 변화를 줄까? 그건 어느 정도를 말하는 것일까?

250~300밀리그램의 카페인이 인체에 들어오면 위궤양 환자의 경우 위산 분비가 지속적으로 일어난다. 200밀리그램 이하로 섭취하면 신경이 예민해지고 피로감과 졸음 현상이 줄어든다. 반면 200밀리그램 이상 섭취할 경우에는 두통, 경련, 신경과민, 흥분 상태, 심계항진이 나타난다.

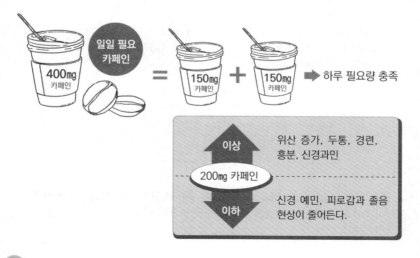

일일 필요 카페인

400mg 카페인 = 150mg 카페인 + 150mg 카페인 ➡ 하루 필요량 충족

이상 — 위산 증가, 두통, 경련, 흥분, 신경과민

200mg 카페인

이하 — 신경 예민, 피로감과 졸음 현상이 줄어든다.

위에서 완전히 흡수된 카페인은 한 시간 후 혈액과 중추신경계를 통과해 조직으로 운반된다. 한 시간에 15퍼센트의 대사가 이뤄지고 최종부산물인 요산으로 배출된다. 그러므로 **요산을 능동적으로 배출하지 못하는 통풍 환자는 카페인을 제한해야 한다.**

카페인이 없는 커피도 안전하다고 말할 수 없다. 커피를 제거하는 용매제인 트리클로로에틸렌(Trichloroethylene)이 간암을 유발한다는 보고가 있기 때문이다. 또한 커피를 볶을 때 생기는 물질이 소화기관에 영향을 미치고 카페올(Caffeol)이 상대적으로 더 많이 농축되면서 위벽을 자극해 위장을 손상시킨다.

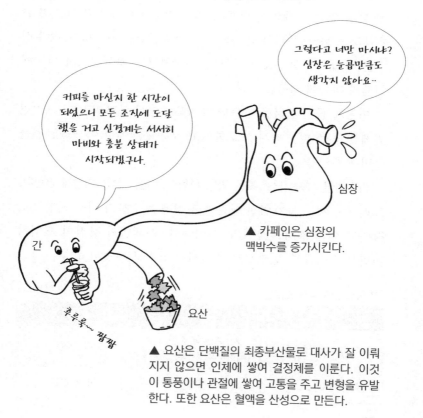

그렇다고 너만 마시냐?
심장은 눈곱만큼도
생각지 않아요…

커피를 마신지 한 시간이
되었으니 모든 조직에 도달
했을 거고 신경계는 서서히
마비와 흥분 상태가
시작되겠구나.

심장

▲ 카페인은 심장의
맥박수를 증가시킨다.

간

후루룩… 짭짭

요산

▲ 요산은 단백질의 최종부산물로 대사가 잘 이뤄지지 않으면 인체에 쌓여 결정체를 이룬다. 이것이 통풍이나 관절에 쌓여 고통을 주고 변형을 유발한다. 또한 요산은 혈액을 산성으로 만든다.

카페인은 신장에서 분비되는 알도스테론(Aldosterone) 호르몬을 자극해 **이뇨 작용**을 돕는다. 또 적당한 카페인은 졸음을 쫓고 혈당을 높여 기력을 왕성하게 해준다. 때론 카페인의 양을 늘려 섭취하기도 하는데 이는 갑상선 호르몬의 분비를 촉진시키는 결과를 초래한다. 갑상선은 인체에서 신진대사와 체온조절을 하는 중요한 장기다.

갑상선 기능 항진이 발생하면 맥박이 빨라지고 체중이 감소한다. 그래서 커피를 이용한 다이어트 방법을 선택하는 사람도 있지만 인체에 미치는 나쁜 영향이 나중에 나타나기 때문에 주의해야 한다. 커피에 들어 있는 카페인이 다른 장기에 다이어트와 무관한 질병을 초래하는 까닭이다. 특히 카페인은 중추신경을 자극하고, 중추신경은 뇌의 시상하부를 자극하며, 시상하부는 자율신경을 자극해 인체의 대사에 영향을 준다.

이렇게 몸이 자극을 받으면 예민해지면서 차가워진다. 그러면 인체는 몸을 따뜻하게 보호하려고 부신수질에서 아드레날린을 분비해 혈압을 높인다.

카페인을 지속적으로 혹은 과잉 섭취하면 몸은 점점 차갑게 변한다. 그러면 인체는 차가워진 혈관과 조직을 보호하기 위해 지방으로 감싸고 이는 결국 비만으로 이어진다. 카페인의 장점이 오히려 비만으로 이끌 수 있으므로 조절해서 섭취하는 것이 좋다.

▼ 이뇨 관련 주요 호르몬

구성	분비	기능
바소프레신 호르몬	시상하부에서 분비 뇌하수체에 저장 사용	수분 재흡수
알도스테론 호르몬	부신피질	이뇨 작용

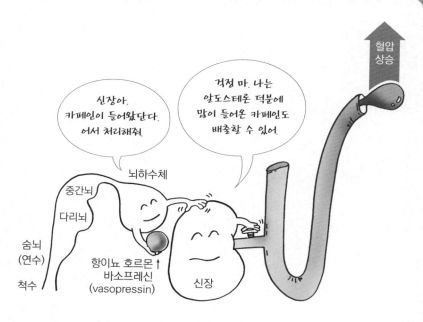

▲ 인체의 수분 균형은 뇌하수체에서 관리한다. 카페인이 들어오면 뇌하수체는 이뇨를 통해 배출한다. 반면 수분이 필요할 때는 수분을 재흡수하고 인체에 부종이 생기는 현상을 방지한다.

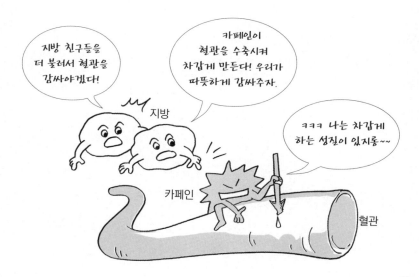

제4장

다이톡스를 하기 전에

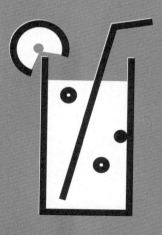

독은 비만의 원인이므로 다이어트를 위해서는 반드시 몸속의 독을 제거해야 한다. 현대인은 어떤 방법으로든 독을 피할 수가 없다. 독이 없는 세상은 아예 존재하지 않기 때문이다. 어쩔 수 없이 독을 접해야 한다면 독을 잘 다스려 배출하는 현명한 지혜가 필요하다.

독은 늘 우리 가까이에서 우리를 더럽히고 있으므로 쌓이는 독을 제거하거나 최소화해 건강을 유지해야 한다. 독을 제거하는 것이 다이어트의 첫걸음이라면 바른 먹거리로 몸을 정화하거나 운동을 통해 독을 배출하는 것 외에 뚜렷한 방법이 없다. 그중 하나가 3·7·5day 방법이다.

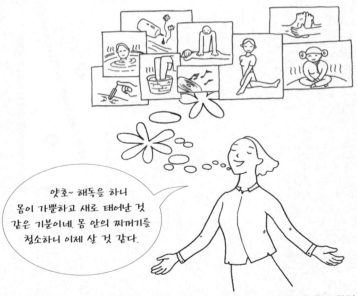

야호~ 해독을 하니 몸이 가뿐하고 새로 태어난 것 같은 기분이네. 몸 안의 찌꺼기를 청소하니 이제 살 것 같다.

▲ 해독이란 몸 안의 독을 깨끗이 청소하는 작업이다. 몸 안의 독을 청소하면 다이어트가 쉬워진다.

2   3 · 7 · 5 day 방법

독을 제거하고 다이어트를 하는 3·7·5day 방법을 잘 활용하면 큰 도움을 받을 수 있다. 그러면 그 원리를 알아보자.

3 day (Detox day): 독을 제거하는 기간

아기가 태어나면 엄마는 3일 동안 젖이 나오지 않는다. 3일이 지나면서 젖이 나오기 시작하는데 이는 신생아가 태아 때 엄마에게 받은 영양분의 찌꺼기를 배출하는 디톡스를 하기 때문이다. 신생아는 젖을 물지 못해 굶지만 그만큼 몸이 청결하고 깨끗해진다. 만약 태어나자마자 젖을 물리면 아기는 찌꺼기를 제대로 배출하지 못해 독의 영향을 받는다. 이것은 소아당뇨, 알레르기, 피부 질환 등의 원인으로 작용한다.

마찬가지로 독을 제거할 때도 3일이라는 기간이 필요하다. 3일 동안 따뜻한 물을 2리터 이상 마시면서 음식을 섭취하지 않는 것이 최상이며, 만약 독을 제거해줄 기능성 영양을 섭취할 경우 전문가의 안내를 받는다. 이 디톡스 기간에 수독, 혈독, 장독, 지방독이 제거된다.

해독에서 가장 먼저 하는 것은 '무엇을 먹을 것인가'가 아니라 '어떻게 배출할 것인가'를 우선순위로 삼는 일이다. 현대인은 영양 과잉 문제를 안고 있다. 못 먹어서가 아니라 너무 많이 먹어서 문제가 발생한다. 그러므로 채움보다 비움을 선행해야 하는데 그 비움의 시간이 3일이다.

7day (Diet day): 다이어트 기간

디톡스 기간에는 인체에 있는 열량으로 에너지를 소모한다. 특히 근육에 저장해놓은 열량을 사용한다. 3일의 디톡스가 끝난 뒤 인체는 4일째부터 지방을 분해하기 시작한다. 따라서 디톡스가 끝나면 곧바로 다이어트 프로그램에 돌입해야 한다. 몸이 한결 가벼워지고 깨끗해졌으므로 전문가의 안내에 따라 정결한 음식을 섭취하되 소량일수록 좋다.

가급적 하루에 필요한 적당량의 킬로칼로리를 섭취한다. 하루에 필요한 기초 열량은 1,200킬로칼로리이며 보통 1,000~1,500킬로칼로리의 열량을 몸 안에서 소모한다. 이것을 7일 동안 행하면 전체 7,000~10,500킬로칼로리를 소모한다. 체지방 1킬로그램은 1,000그램이며 1그램당 9킬로칼로리의 열량이 있으므로 7일이면 체지방을 평균 1킬로그램 뺄 수 있다.

체지방을 뺀다고 해서 무리하게 굶거나 오래 지속하면 몸이 심한 스트레스를 받아 오히려 요요현상을 초래할 수 있으므로 전문가의 지도를 받는 것이 좋다. 또한 한 달에 3킬로그램 이상의 몸무게를 뺄 경우 갑상선에 무리가 따르므로 3킬로그램 안에서 안전하게 빼는 것이 건강에 좋다. 이 기간에도 따뜻한 물을 충분히 마시면 체지방 분해에 큰 도움을 준다.

5 day (Restoration day): 영양 회복 기간

이것은 다이어트를 할 때 가장 중요한 기간이다. 디톡스와 다이어트로 몸의 독소를 빼고 체지방을 분해했다면 이제 회복에 들어가 적절한 보양식을 섭취해야 한다. 회복 기간에 그릇된 보양식을 먹으면 몸에 심한 부작용이 일어난다.

즉, 갑자기 굶어 저장해놓은 영양을 소모한 인체는 언제 또 그런 일이 생길지 몰라 섭취하는 음식물의 영양을 축적하려는 습성을 보인다. 몹시 이기적으로 변하는 것이다. 이때 자칫하면 요요현상이 발생한다.

보양식 섭취에는 여러 가지 방법이 있으므로 해당 프로그램 전문가의 도움을 받아 선택한다. 덧붙이자면 가급적 열량이 적고 소화가 잘되는 것으로 선택해야 한다. 특히 자연에서 얻은 순수 탄수화물 식품이 좋다.

유동식 식사로는 열량을 갑자기 올리는 백미보다 현미식이 좋고 여러 음식보다 한 가지 음식이 바람직하다. 그래야 소화력을 높이고 인체를 잘 길들일 수 있기 때문이다. 처음부터 열량을 단박에 보충해주는 보양식은 피해야 한다. 더불어 지금까지 비만을 유발한 모든 음식은 물론 고단백 식사, 우유, 가공식품도 피해야 한다. 회복 기간에 과도한 영양을 섭취해 인체를 혹사시키면 안 된다.

3 체지방과 체성분을 꼭 알아두자

체지방이란 몸속에 있는 지방의 양을 말한다. 이것은 섭취한 영양분 중 쓰고 남은 영양분을 몸 안에 축적해놓은 저장고로, 필요 시 분해되어 에너지를 만드는데 적절한 양은 대략 15퍼센트다. 만약 이 비율이 저조하면 인체는 에너지 대사가 어려워 저체온이 되거나 세포의 탄력을 잃어 노화가 촉진된다. 반대로 이 비율이 높아지면 비만이 발생해 대사증후군인 여러 성인병에 걸린다.

체지방은 피하지방과 내장지방으로 나뉘며 피하지방은 피부와 피부 아래에 있는 근육 사이의 지방을 말한다. 만약 피하지방이 심하게 축적되면 피부가 갈라지고 거칠어지는데 이는 지방에 산소와 콜레스테롤 수치가 높아졌기 때문이다. 이것을 셀룰라이트라고 한다. 만약 내장지방이 늘어나면 복부비만으로 이어져 여러 만성 성인병에 걸릴 수 있다. 특히 심혈관질환에 걸릴 위험이 커진다.

체성분이란 몸을 이루고 있는 성분을 의미한다. 몸의 성분이 모여 체중이 되는데 일반적인 비율에서는 체중이 일정하지만 지방 함량이 높아지면 체중이 불어나거나 비만이 나타난다. 체중은 체지방과 제지방(Fat-free)으로 나뉜다.

체지방은 몸의 지방 비율을 의미하며 제지방은 체지방을 제외한 모든 성분의 비율을 말한다. 체지방을 제외한 나머지 85퍼센트가 제지방에 속한다. 제지방은 다시 근육과 무기질로 나뉘고 근육은 체수분과 단백질로 구분한다. 여기에서 단백질은 체성분 중 10퍼센트에 해당하고 수분은 전체 65~70퍼센트다.

제지방에서 무기질은 5퍼센트 이내인데 이것을 모두 합하면

100퍼센트의 체성분 그림이 그려진다. 이 체성분은 병원이나 헬스장, 뷰티숍, 다이어트 관련 업종 등에서 쉽게 검사할 수 있으며 근래에는 보건소에서 국민 건강 증진을 위해 검사를 해주기도 한다.

다이어트를 할 때는 반드시 본인의 체성분 상황을 자세히 검토하고 프로그램에 임해야 한다. 이후 얼마나 조절이 되었는지 과학적으로 파악해 맞춤형 다이어트를 하기 위해서다.

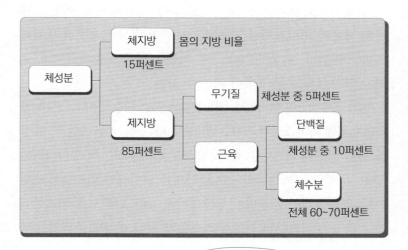

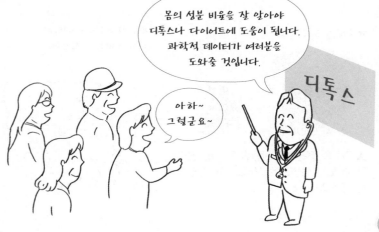

체지방이 피하지방과 내장지방으로 모이는 이유는 몸의 방어 시스템 때문이다. 즉, 이것은 몸을 보호하려는 행동 양식이다. 피부가 외부의 충격에 대응하거나 충격을 흡수하듯, 내장에 지방이 쌓이는 것은 내장을 보호하기 위해서다.

내장은 인체 중에서 가장 뜨거운 장기에 속한다. 더불어 면역이 집중적으로 모여 있는 곳이기도 하다. 그런데 어떤 이유로 내장의 체온이 내려가거나 기능이 악화되면 내장을 보호하기 위해 지방이 쌓인다. 내장이 식을 경우 여러 질병에 노출되며 특히 소화가 되지 않아 온몸에 독이 퍼질 수 있다.

만약 복부비만이 생기거나 살이 찐다면 이는 내장이 식고 있다는 증거이자 몸에 독이 조금씩 퍼지고 있다는 의미다. 현재 한국인 열 명 중 세 명이 비만에 속한다고 한다. 남성의 허리둘레는 90센티미터인 35인치, 여성은 85센티미터인 33인치를 넘어서면 비만으로 진단한다. 허리둘레는 복부비만 상태의 현주소다. 그러므로 허리둘레가 기준을 넘어선다면 건강에 적신호가 켜진 셈이니 주의해야 한다.

▼ 허리둘레 기준치

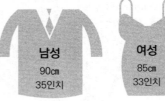

남성
90cm
35인치

여성
85cm
33인치

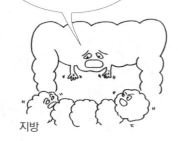

지방아, 나를 보호해주렴. 내가 차가워져서 배탈이 나고 변비가 생겼걸랑.

지방

▲ 건강의 적신호를 판단할 때 가장 빨리 알 수 있는 방법으로 허리둘레를 진단하는 것이 있다.

5 정상인의 건강검진 수치

40세 이상이 되면 건강보험공단에서 해마다 건강검진을 권장한다. 40대에 건강을 관리하지 못하면 미래 건강이 안전하지 않기 때문이다. 보건소나 병원에서 건강검진을 권고하는 것은 그래서다. 병원에서 받는 건강검진은 연령대와 검사 항목에 따라 범위가 다양하고 종류도 많지만, 일반적으로 혈액검사는 필수적이다.

다이어트를 시작하기 전에 건강검진을 할 경우에는 반드시 간의 건강 상태를 확인해야 한다. 간이 건강하지 않다면 무리한 다이어트를 피해야 한다. 갑상선 기능 여부도 확인해볼 필요가 있다. 갑상선 기능이 저하되었을 때는 부작용이 심하게 나타난다. 또한 혈당을 확인해 저혈당이 있는지 알아봐야 하고 저혈압도 조심해야 한다. 반면 요단백이나 고혈압 등은 다이톡스(다이어트, 디톡스)를 통해 크게 호전될 것이므로 특별히 신경 쓰지 않아도 된다.

이처럼 다이톡스를 시작하기 전에 건강검진을 받고 다이톡스 후와 비교해 몸의 상태를 확인하는 것은 매우 중요하다.

> 이런 증상이 있는 분은 주의를 요합니다.

간경화	GOT, GPT 검사
당뇨	300mg/dℓ 이상
저혈압	혈압 50mmHg 이하
갑상선 기능 저하	수술한 지 1년 이하인 사람
여성질환	1년 이하 치료 중인 사람
장기 이식	3년 이하 관리 중인 사람

6 체온은 건강의 척도

체온은 생명이자 살아 있다는 징표다. 사람은 태어나서 죽을 때까지 체온을 유지하는데 체온이 식으면 호흡이 멎는다. 인간은 약 37.8℃의 체온 상태에서 태어나며 체온이 떨어지면 인큐베이터에서 보호·관리한다. 그리고 평균 36.5~37.1℃의 체온으로 살다가 60대가 넘으면 35.5℃도로 체온이 내려간다.

그런데 얼마 전에 한 방송에서 40대 여성 열 명 중 네 명의 체온이 정상체온인 36℃가 아닌 35.5℃라고 보도했다. 이는 한국 여성의 체온이 평균 이하라는 것을 의미한다. 이것은 한국에서 비만인의 증가세가 현저히 높아지는 것이 저체온과 밀접한 관련이 있음을 보여주는 증거다. 즉, 40대 여성이 살이 찌고 슬슬 몸이 아파오는 것은 모두 저체온의 증세다.

저체온은 비만으로 인도하는 안내자이자 온갖 질병을 부채질하는 부채와 같다. 결국 정상체온을 유지하는 것이 비만을 해결하고 건강을 유지하는 지름길이다.

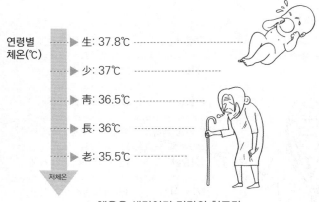

연령별
체온(℃)

生: 37.8℃

少: 37℃

靑: 36.5℃

長: 36℃

老: 35.5℃

저체온

▲ 체온은 생명이며 건강의 척도다.
디톡스와 다이톡스의 열쇠는 체온에 달려 있다.

7 운동은 체온을 높이는 유일한 방법

체온 유지 및 상승을 위한 방법에는 크게 두 가지가 있다.

하나는 올바른 영양 섭취다. 영양 결핍 상태에서 인체는 허기를 느끼고 그러면 장기가 정상적인 대사를 하지 못한다. 인체는 신진대사 중 체온 유지에 최대 70퍼센트의 영양을 소비한다. 굶거나 다이어트를 할 때 다른 장기가 쉬면서 최소한의 활동을 위해 기초대사량 1,200킬로칼로리를 소비하더라도 체온은 항상 36.5~37.1℃를 유지한다. 이는 기초대사량의 대부분을 체온 유지에 사용한다는 의미다. **올바른 영양은 체온 유지에 필수적인 일이다.**

다른 하나는 운동이다. 운동은 에너지를 활용하는 방법으로 몸에 에너지가 가득 차 있는데 운동을 하지 않아 소비되지 않으면 에너지가 남아돈다. 그것을 저장하려면 지방을 생성해야 한다.

에너지는 만들어진 만큼 소비해야 한다. 가장 효과적으로 소비하는 방법이 운동이다. **꾸준한 운동은 체온 유지 및 상승을 위한 좋은 방법이다.**

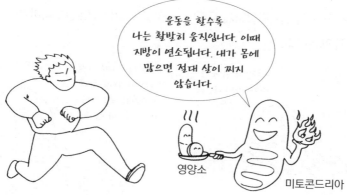

운동을 할수록
나는 활발히 움직입니다. 이때
지방이 연소됩니다. 내가 몸에
많으면 절대 살이 찌지
않습니다.

영양소   미토콘드리아

▲ 운동을 하면 근육이 움직이고 근육을 사용할 때 지방이 연소된다.
  다이어트는 꾸준히 운동을 병행할 때 가능하다.

활발하게 움직이지 않는 장기에는 상대적으로 미토콘드리아가 적고, 반대로 뜨거운 장기나 활발하게 움직이는 장기에는 미토콘드리아가 많이 분포되어 있다.

살이 찌기 시작하는 것은 미토콘드리아가 서서히 사라진다는 것을 의미하며, 비만은 미토콘드리아가 거의 활동하지 않는다고 보면 맞다. 미토콘드리아는 세포 속 에너지 대사에서 가장 중추적인 역할을 하는 소기관이다.

인체 내에서 에너지로 쓰이는 포도당은 미토콘드리아에서 분해되어 ATP로 바뀐다. 인체는 그것을 저장했다가 필요 시 생명과 에너지, 체온 유지에 사용한다.

체온이 상승하면 지방이 분해되어 체중이 줄어드는데, 이러한 작용은 모두 미토콘드리아의 역할에 달려 있다. 세포가 활발하게 움직이면 미토콘드리아의 수는 증가한다. 그렇게 증가한 미토콘드리아는 뜨거운 열을 내면서 지방을 녹이는 일을 한다. 비만인에게 운동을 권장하는 이유는 활발하게 움직일 경우 열을 내는 미토콘드리아가 증가하기 때문이다.

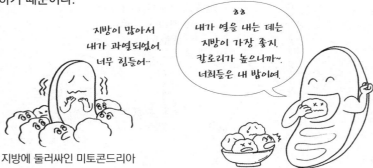

지방이 많아서 내가 과열되었어. 너무 힘들어…

ㅎㅎ 내가 열을 내는 데는 지방이 가장 좋지. 칼로리가 높으니까~. 너희들은 내 밥이여.

지방에 둘러싸인 미토콘드리아

▲ 비만인의 세포에는 미토콘드리아가 상당히 적다.
이는 지방을 열과 에너지로 전환하지 않아서 그런 것이다.

9 신진대사가 유일한 해법

먹는 만큼 소비하면 인체는 절대로 살이 찌지 않는다. 살이 찐다는 것은 섭취, 소비, 배설이라는 삼박자에 문제가 생겼음을 의미한다. 이 중에서 가장 비중이 큰 것은 소비다.

문명이 발달하면서 현대인은 가급적 움직이지 않는 생활을 하고 있다. 자동화 시스템에 길들여진 현대인은 덜 움직이고 덜 걸으며 덜 활동한다. 마치 닭장에 길들여진 닭처럼 말이다. 그러다 보니 먹는 만큼 소비할 환경이 조성되지 않아 살이 찔 수밖에 없다.

신진대사를 위해서는 활동이 필요하다. 활동하지 않으면 미토콘드리아의 수가 증가하지 않는 것과 반대로 미토콘드리아가 분해할 포도당은 남아돈다. 이것이 신진대사에 문제를 일으켜 비만이 발생한다. 남아도는 포도당을 저장 및 관리하기 위해 지방이 형성되면서 비만으로 이어지기 때문이다. 이와 달리 신진대사가 활발하면 저절로 살이 빠진다.

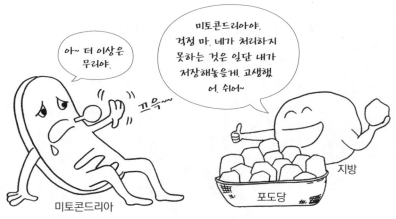

▲ 신진대사를 위해서는 활동이 필요하다. 활동하지 않으면 미토콘드리아가 분해할 포도당이 남아돈다.

히포크라테스는 "음식이 보약(Let food be thy medicine)"이라고 말했다. 이 말은 골고루 영양을 갖춘 음식만 잘 먹어도 건강을 유지할 수 있음을 시사한다.

영양은 크게 단백질, 탄수화물, 지방으로 나뉜다. 그리고 섬유소와 비타민, 미네랄, 식물영양소는 모두 이 3대 영양소의 대사에 쓰인다. 3대 영양소를 균형 있게 공급하는 것은 다이어트에 매우 중요하다. 영양을 골고루 섭취해야 몸이 균형을 유지하기 때문이다.

우리는 몸에 필요하다며 3대 영양소를 아무렇게나 섭취하는 경향이 있다. 단백질이 필요하다고 고단백 식품을 먹거나 살이 찐다고 탄수화물을 적게 섭취하는 것은 옳지 않은 방법이다. 지방 섭취를 줄이기 위해 견과류까지 멀리하는 것도 마찬가지다.

이처럼 '나쁜' 영양소가 아니라 '착한' 3대 영양소를 얻기 위해서는 올바른 인식과 지혜가 필요하다.

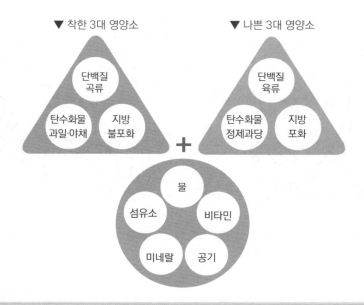

▼ 착한 3대 영양소   ▼ 나쁜 3대 영양소

4장

단백질을 위해 육식의 살코기만 섭취하는 것은 잘못된 방법이다. 살코기보다는 오히려 현미 쌀이 양질의 단백질원이다. 단, 미강(米糠)을 도려낸 백미는 양질의 단백질원이 아니다. 백미는 탄수화물에 더 가깝다.

탄수화물을 섭취하기 위해서는 쌀밥보다 과일과 야채를 더 많이 먹는 것이 좋다. 식물 탄수화물은 인체에 가장 유용한 에너지 공급원이다.

가공한 지방이나 육류에서 얻는 지방은 인체를 굳게 하거나 병들게 한다. 자연에서 얻은 안전하고 완벽한 지방이라야 인체를 건강하게 유지하도록 해준다. 그 착한 지방이 바로 견과류다. 견과류에 들어 있는 착한 지방은 인체에 반드시 필요한 윤활유다.

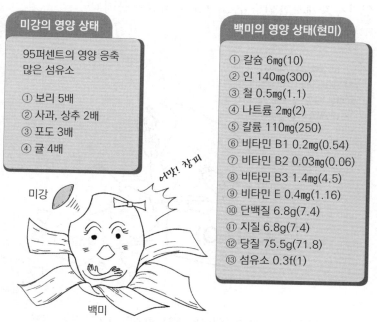

미강의 영양 상태

95퍼센트의 영양 응축
많은 섬유소

① 보리 5배
② 사과, 상추 2배
③ 포도 3배
④ 귤 4배

미강

어맛! 창피

백미

백미의 영양 상태(현미)

① 칼슘 6mg(10)
② 인 140mg(300)
③ 철 0.5mg(1.1)
④ 나트륨 2mg(2)
⑤ 칼륨 110mg(250)
⑥ 비타민 B1 0.2mg(0.54)
⑦ 비타민 B2 0.03mg(0.06)
⑧ 비타민 B3 1.4mg(4.5)
⑨ 비타민 E 0.4mg(1.16)
⑩ 단백질 6.8g(7.4)
⑪ 지질 6.8g(7.4)
⑫ 당질 75.5g(71.8)
⑬ 섬유소 0.3f(1)

▲ 백미는 필요한 조효소가 거의 사라진 식품이라
다이어트를 위한 올바른 영양식으로 부적절하다.

탄수화물은 탄소(C), 수소(H), 산소(O)로 구성돼 있으며 당류, 당질이라 불리기도 한다. 화학구조식은 $Cn(H_2O)m$으로 H_2O(물) 구조가 있고 탄소의 수화물이라는 뜻에서 탄수화물이라는 이름으로 불리게 되었다. 탄수화물의 화학공식은 $C_6(H_2O)$다.

탄수화물은 아밀라제(Amylase)라는 효소를 통해 입에서만 소화가 이뤄진다. 탄수화물이 생물체의 구성 성분이라는 점과 활동의 에너지원임을 감안하면 입에서 최대한 소화를 하는 것이 좋다. 그러려면 가급적 입에서 오래 씹어야 한다. 빨리 씹어서 삼키면 인체는 양질의 탄수화물을 얻을 수 없다. 입에 오래 머물면서 입자가 쪼개지면 단당류, 소당류, 다당류로 분해된다.

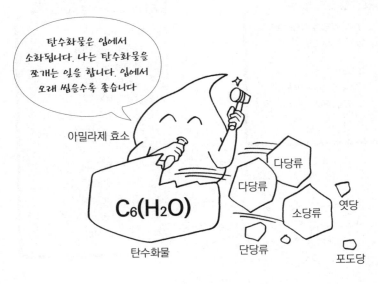

▲ 아밀라제는 입 안의 점막에서 나오는 효소다. 이것은 탄수화물을 분해하며 침샘과 함께 입 안을 관리한다.

양질의 탄수화물은 인체에 힘을 주는 에너지원이다. 배가 고픈 것은 탄수화물이 부족하다는 뜻이며, 탄수화물은 소화가 빠르므로 음식을 먹을 때 가장 먼저 먹어야 한다. 만약 단백질이나 지방질을 섭취한 후 먹으면 위장에서 부패가 발생해 독이 생긴다.

또한 자연식품에서 섬유소를 빼고 탄수화물만 추출해 가공한 음식을 먹을 경우 나쁜 당으로 변해 인체를 병들게 한다. 이것을 나쁜 당이라고 한다. 이 나쁜 당이 살을 찌우고 비만으로 유도한다. 만약 당뇨병에 걸렸다면 그 이유는 나쁜 당 때문이다.

자연식품 그 자체를 섭취할 경우 인체에 해가 없으며 오히려 인체의 찌꺼기를 청소해주는 착한 당으로 작용한다. 다이어트에 반드시 필요한 것은 완전한 자연식품으로 이뤄진 착한 당이다. 이 당은 지방과 함께 잘 연소해 체중 감량은 물론 비만으로 발생한 여러 질병을 낫게 한다.

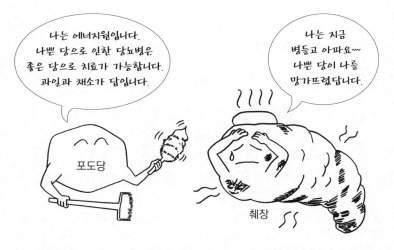

▲ 정제한 당, 섬유소가 없는 당은 몸을 살찌우고 병들게 하지만 좋은 당은 병든 몸을 치유한다. 다이어트에서 에너지원을 공급할 때는 반드시 좋은 당을 섭취해야 한다.

단백질은 탄소(C), 수소(H), 산소(O), 질소(N), 황(S)으로 구성된 폴리펩타이드(Polypeptide)의 집합이다. 약 20종의 아미노산이 연결돼 펩타이드 덩어리를 만들고 이 덩어리가 모여 폴리펩타이드가 된다. 폴리펩타이드의 분자량이 크면 단백질이라고 부르는데, 그 어원은 '매우 중요하다'는 의미로 알의 흰자를 뜻하는 그리스어에서 비롯되었다.

위장에서 펩신이 단백질을 소화할 때는 질긴 4차 구조를 깨기 위해 강한 위산(HCl)이 필요하다. 그밖에도 에렙신, 레닌, 트립신, 펩타아제, 엔테로키나제 등 여러 효소가 협력한다. 이것은 모두 인체의 구성 성분으로 여러 화학반응에서 촉매 역할을 하며 효소, 호르몬도 모두 단백질이 원료다.

3대 영양소의 주요 기능

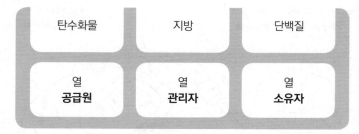

▲ 탄수화물은 에너지 공급원이다. 탄수화물이 에너지로 전환되면 사용하고 남은 것은 저장하는데 이를 저장하고 소유하는 것이 근육이라는 단백질이다. 그런데 만약 단백질이 에너지를 소홀히 해서 잃으면 지방이 에너지를 관리한다. 에너지를 모두 뺏기거나 잃을 경우 생명에 심각한 문제가 발생하기 때문이다. 결국 탄수화물, 지방, 단백질은 삼각편대를 형성해 인체의 항상성을 위해 함께 일한다.

단백질의 영양으로 만들어진 근육은 인체의 열을 유지한다. 탄수화물이 열의 에너지원이라면 그 열을 유지 및 보관하는 것은 근육이다. 이를 위해 양질의 단백질을 얻는 것은 아침식사를 통해서만 가능하다. 밤새 위가 휴식을 취하면서 강한 산(酸)을 만들기 때문이다.

육식이나 가공한 고단백질은 인체에 황(S) 같은 독소를 만들어내는 나쁜 단백질에 속한다. 이는 몸에 염증을 만들고 병들게 한다. 하지만 식물에서 얻은 양질의 단백질은 신체를 강건하고 에너지가 넘치게 해준다. 이것이 착한 단백질이다. 살이 찐다는 것은 체온이 감소한다는 증거다. 그 원인은 근육 혹은 호르몬을 잘 만들거나 활용하지 못한 데 있다.

다이어트를 할 때 성공을 확신하려면 반드시 근육량을 늘리고 양질의 단백질을 섭취해야 한다.

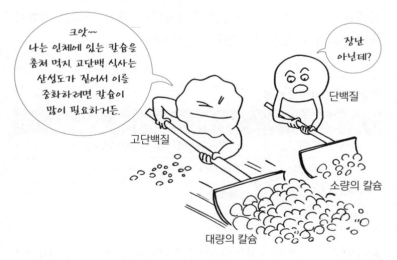

▲ 고단백 식사는 인체에 유익하기보다 잃는 것이 더 많다. 고단백일수록 인체에 해로운 황, 인산(P) 등을 많이 만들어내고 특히 칼슘을 대거 배출하게 한다는 점에 주의해야 한다.

13 지방, 열 관리자

지방은 탄소(C), 수소(H), 산소(O)로 이뤄져 있고 3분자의 지방산과 1분자의 글리세린 구조를 보인다. 지방은 그 종류가 매우 다양하지만 크게 상온에서 고체인 포화지방산과 액체인 불포화지방산으로 나뉜다. 이 두 가지 형태의 지방에서 많은 지방산이 분류되고 나뉜다.

이것을 쉽게 이해하려면 포화지방산은 인체에 해롭고 불포화지방산은 인체에 유용하다고 보면 된다. 비만이나 살이 찌는 경우라면 당연히 인체에 해로운 포화지방산을 지목하면 된다. 지방은 십이지장에서 췌장액인 리파아제의 작용으로 분해되며 담즙산을 통해 흡수가 이뤄진다.

간장은 지방을 에너지로 사용하기 위해 비축하고 지방 조직은 인체를 보호하기 위해 지방을 축적하며, 근육으로 가는 지방은 에너지를 낼 때 공급원과 윤활제로 쓰인다.

지방산(지질)의 주요 종류

지방산	포화지방, 불포화지방, 트랜스지방
오메가 3지방산	알파-리놀렌산, 에이코사펜타엔산
오메가 6지방산	리놀렌산, 감마-리놀렌산, 아라키돈산
오메가 9지방산	올레산
오메가 7지방산	파울린산

▲ 지방산은 필수지방산과 불필수지방산으로 나뉘는데 인체에서 합성되지 않아 반드시 외부에서 섭취해야 하는 필수지방산은 오메가 지방산이다. 오메가 지방산은 인체의 균형을 유지해주므로 다이어트 시 반드시 섭취해 나쁜 지방을 빼내고 좋은 지방으로 채워야 한다.

지방은 3대 영양소 중 위에 머무는 시간이 가장 길다. 그만큼 소화하는 데 많은 시간이 걸린다. 동물성 포화지방산의 경우 상온에서 굳는 성질이 강하기 때문에 소화 시간이 오래 걸리면 인체를 병들게 하고 독성으로 변질될 위험이 크다.

지방은 다른 영양소와 달리 두 배 이상 높은 에너지가 발생한다. 무엇보다 열량이 높아 유용하기도 하지만 반대로 두 배 이상의 활동량이 없으면 인체에 남아도는 열량이 살을 찌우거나 비만을 유발한다. 또 지방은 그 자체만으로도 산소를 만나 산화하기 쉬우므로 각별히 관리해야 한다.

자연에서 얻는 지방질은 견과류에 많은데 견과류는 대개 두꺼운 껍질에 싸여 있다. 이는 산소로 지방의 변질을 막으려는 자연의 섭리다.

제5장

다이톡스를 위한 온냉 교차법

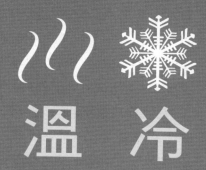

溫 冷

다이톡스를 할 때 온냉을 잘 활용하면 큰 효과를 거둘 수 있다. 온냉 교차법은 온과 냉으로 반복적인 찜질을 해줌으로써 이완과 수축으로 몸의 신진대사에 도움을 주는 방법이다. 근래에 온열요법이 크게 각광받고 있는데 이는 열 찜질을 좋아하는 한국인에게 사랑받는 건강관리 방법 중 하나다.

실제로 암환자가 열 찜질로 인체에 열을 전달하면 암이 사라지거나 호전되는 경우가 있다. 이는 열이 암을 직접 파괴하는 것이 아니라, 열 전달로 신진대사가 원활해져 암을 파괴하는 효소가 분비되었기 때문이다.

물론 열만 가한다고 무조건 좋아지는 것은 아니다. 열만 가하면 인체는 열에 대한 타성이 생겨 오히려 그 반대의 현상이 발생하기도 한다. 즉, 스스로 열을 내는 것을 게을리 해 이내 열을 내는 것을 포기한다. 이때 인체의 체온 리듬이 깨져 비만으로 갈 수 있다. 이런 것을 방지하기 위해서라도 반드시 열만 가하는 온열요법보다 온냉 교차법을 활용하는 것이 건강에 더 좋다.

온은 혈액의 흐름을 빠르게 해주고 냉은 혈액의 흐름을 느슨하게 해준다. 이 둘을 잘 접목하면 큰 효과를 얻을 수 있는데 온은 혈관 확장, 원활한 신진대사, 면역 증강을 도와 감염 및 염증을 청소하므로 만성질환에 좋다. 반대로 냉은 염증 확장 저지, 감염과 이상 열 상승 저지, 급성질환에 효과적이다.

혈액에는 여러 영양성분과 인체에 유익한 생리활성물질이 들어 있다. 그리고 비만과 그에 따른 질병을 치유하는 호르몬이 다양하게 존재한다. 온냉 교차법은 이러한 물질이 혈액순환의 도움을 받아 원하는 부위에 빨리 도달하도록 도움을 준다. 또 혈액에 붙어 있는 나쁜 혈전이 혈액순환으로 떨어져 나오면서 지방 분해 가 더 빨리 이뤄진다.

냉(冷)	온(溫)
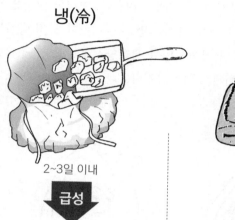	
2~3일 이내	3일 이후
급성	만성

급성일 경우 혈액이 한곳으로 모여 염증 확산 우려가 있고 통증이 증 가하므로 **얼음찜질**이나 **냉한 방법** 을 사용해 진정시켜야 한다.

만성일 경우 혈액순환장애는 물론 통증과 염증을 가라앉히기 위해 **뜨 거운 찜질**을 해야 한다. 이는 백혈 구 증식과 혈액순환을 돕는 기능을 한다.

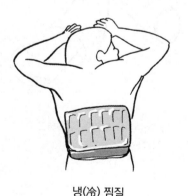

냉(冷) 찜질

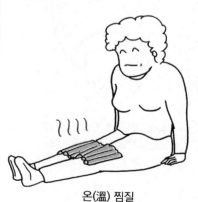

온(溫) 찜질

온찜질을 하면 처음에는 찜질 부위에 혈액이 모이지만 찜질 부위가 열로 뜨거워지면 혈액은 더 이상 오지 않는다. 따뜻한 혈액이 뜨거운 부위에 올 필요가 없기 때문이다. 반대로 냉찜질을 하면 온찜질로 뜨거웠던 부위가 점차 식으면서 따뜻한 혈액이 차가워진 그 부위를 따뜻하게 하기 위해 몰려든다. 이러한 교차를 몇 번, 며칠 반복하면 이 부위에 혈액이 빨리 들어왔다 빨리 나가는 현상으로 이완과 수축이 이어지면서 생리활성물질을 잘 공급받아 큰 효과를 얻는다. 비만도 마찬가지다.

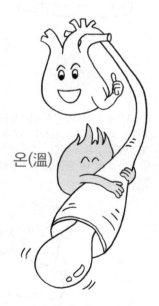

온(溫)

▲ 온(溫)은 혈관 확장을 돕고 신진대사를 활발하게 해준다.

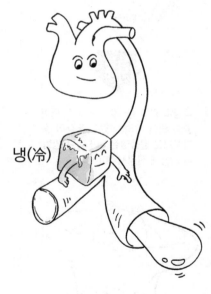

냉(冷)

▲ 냉(冷)은 혈관을 수축하고 확산을 멈추게 한다.

2 온냉 교차법 실천

온냉 교차법을 할 때는 **온을 먼저** 해야 한다. 그리고 마지막은 **냉으로 마무리**해야 한다. 먼저 원하는 부위에 온찜질을 한다. 시간은 3분, 10분, 30분 단위 중 하나를 선택한다. 이어 냉찜질을 한다. 시간은 1분, 3분, 10분으로 하되 온찜질에 따라 결정한다. 이때 **반드시 온과 냉의 시간 비율이 3:1이어야 한다.** 즉, 온찜질을 10분했다면 냉찜질은 3분 한다. 이렇게 온냉 찜질을 교차해 두세 번 해주는 것이 좋다. 하루에 한두 번 하면 신체 면역력이 강화되고 원활한 혈액순환이 이뤄진다.

▼ 온냉 교차법

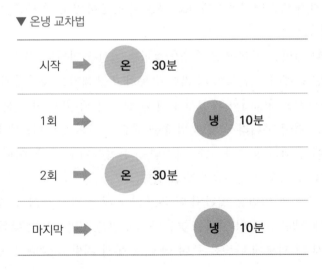

시작 ➡	온	30분
1회 ➡	냉	10분
2회 ➡	온	30분
마지막 ➡	냉	10분

※ 만약 온을 10분 한다면 냉은 그 3분의 1인 3분 정도 해야 한다.
　이 방법을 하루에 1~3번 하되 아침과 저녁에 하는 것이 좋다.

냉은 몸에 자극을 통한 긴장을 조성하고 혈관을 수축시키는 역할을 한다. 냉이 혈관을 좁히고 경직시킨다고 해서 무조건 나쁘게만 봐서는 안 된다. 냉의 효과도 매우 크기 때문이다.

가령 몸에 신열(Fever)이 생겼을 때, 머리가 무겁고 두통이 있을 때, 얼음팩으로 연수가 있는 척수를 마사지하면 두통이 가라앉거나 머리가 맑아진다. 또 눈이 충혈될 때 진정 효과를 내 빠른 회복을 돕는다. 특히 급성 통증이나 붓기에 냉찜질만큼 좋은 것도 없다.

마찬가지로 다이톡스에서도 냉을 잘 활용하면 큰 효과를 얻을 수 있다.

독과 비만은 인체에 쓰레기가 쌓이는 현상을 말한다. 쓰레기가 쌓이면 몸에서는 면역이 더 많이 활동하고 쓰레기를 소각하기 위해 미토콘드리아에서 과열이 발생해 신열이 생긴다. 이 열은 정상적인 열이 아니라 인체에 발생한 필요 이상의 열이다. 심하면 이것이 신체의 흐름과 조직 시스템을 위협하기도 한다. 이때 냉은 열을 잠재우고 식히는 역할을 한다.

또한 독과 비만은 혈관의 탄력을 잃게 하고 피부 노화를 촉진하는데, 냉은 노화의 시계를 늦춘다. 즉, 냉은 지방세포의 활동을 멈추게 해 피부에 탄력을 주며 더 이상 독과 지방이 날뛰지 못하게 한다.

4 온(溫)으로 독과 지방을 제거한다

온은 몸의 이완으로 긴장을 풀게 하고 혈관을 확장하는 역할을 한다. 온이 혈관을 확장하고 신진대사를 원활하게 한다고 무조건 다 좋은 것은 아니다. 계속 온만 가하면 오히려 몸은 온이 지속적으로 전해주는 열로 인해 스스로 열을 내는 일을 그만둔다.

그렇다고 온의 사용을 게을리 해서는 안 된다. 질병 치유나 긴장 완화, 체온 유지를 위해 온을 자주 활용하는 것은 바람직하다. 대부분의 질병이 몸 안의 열을 잃어 발생한다는 점을 감안하면, 온의 효과는 매우 크다고 할 수 있다.

냉이 자극으로 혈관 확장을 멈추고 진정 효과를 낸다면, 온은 냉이 멈추게 한 것을 다시 원활하게 해 분해하고 배출하는 역할을 한다. 몸에 독과 지방이 쌓였다면 이는 신진대사가 원활치 않다는 것을 의미한다. 이때 온은 열로 막힌 것을 뚫어주고 소통이 이뤄지게 한다. 즉, 혈관에 붙은 지방을 제거하고 장기에 달라붙은 지방을 녹여 몸 밖으로 배출하게 한다. 부분지방 역시 감소하고 지방은 자기 본연의 모습과 역할로 돌아간다. 이 모든 것은 온으로 발생한 효소와 호르몬이 해내는 일이다.

제6장

다이톡스를 위한
올바른 식단

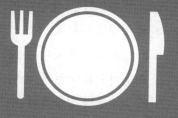

　사람의 치아 구조를 보면 어떤 음식을 먹어야 하고 음식의 배합은 어떻게 해야 하는지 쉽게 알 수 있다. 그러면 치아 구조에 따라 음식을 섭취해 생명을 연장해야 한다는 관점에서 올바른 음식 섭취가 어떤 것인지 알아보자.

　사람은 모두 스물여덟 개의 치아를 가지고 있다. 이 숫자는 지구상 어디에서 어떻게 살든 모두 같다. 물론 제3어금니로 불리는 사랑니(지치, Wisdom teeth)가 나는 숫자는 사람마다 차이가 있다.

　송곳니(견치, Canine teeth)는 전체 네 개이고 찢는 기능을 하기 때문에 지방질 식사에 적합하다. 앞니(절치, Cutting teeth)는 절단하는 기능이 있으며 모두 여덟 개로 과일과 야채에서 탄수화물을 섭취하기에 적합하다. 마지막으로 치아 중 숫자가 가장 많은 어금니는 빻는다는 절구의 의미로 구치(Molar)라고 불린다. 이것은 전체 열여섯 개로 단백질 섭취에 적합하다.

　가만히 보면 송곳니 네 개, 앞니 여덟 개, 어금니 열여섯 개로 모두 4의 배수임을 알 수 있다. 이것을 4로 나누면 1, 2, 4가 되는데, 이를 식생활에 접목하면 재미있는 결과가 나온다. 즉, 하루에 육식은 한 번, 야채와 과일은 두 번, 곡식은 네 번 먹으라는 의미다.

　육식은 곧 지방을 의미한다. 분명 육식은 포화지방산이므로 이것을 통해 단백질을 보충하려는 것은 큰 오산이다. 그보다는 견과류의 불포화지방산을 섭취해야 한다.

　야채와 과일은 탄수화물, 곡식은 단백질을 말한다. 쌀밥을 탄수화물로 보는 이유는 미강을 깎아내 영양소를 없애는 바람에 상대적으로 탄수화물의 비중이 커졌기 때문이다. 가급적 흰쌀밥보다 현미에 콩을 섞어 먹으면 최상의 단백질을 얻을 수 있다.

야채와 과일의 껍질은 모두 한 겹으로 되어 있다. 이는 껍질을 빨리 벗겨 탄수화물로 에너지를 공급하라는 자연의 섭리다.

곡식은 모두 두 겹의 껍질을 갖고 있다. 우리는 가을에 추수해 긴 겨울을 지나면서 단백질로 된 곡식을 매일 섭취하며 추위를 이겨낸다.

지방질이 가득 들어 있는 견과류는 모두 세 겹의 껍질로 단단히 무장하고 있다. 이것은 지방이 산소를 만나 변질 혹은 산패(Rancidity)되는 것을 방지하기 위함이다. 견과류는 쉽게 얻을 수 있는 식품이 아니기 때문에 오래 두고 조금씩 먹어야 하므로 지방을 최대한 보호하려는 자연의 섭리다.

※ 사랑니는 사람마다 개수가 틀려 계산법에 넣지 않는다.

치명	개수	연산	기능	영양
절치	8	2	절단	탄수화물
구치	16	4	맷돌	단백질
견치	4	1	찢기	지방

▲ 치아 구조를 보면 사람은 잡식이나 육식동물이 아닌 초식동물에 속한다. 육식동물은 대부분 송곳니로만, 초식동물은 어금니로만 구성되어 있다.

긴 겨울을 지내며 무노동과 장기간의 휴식을 취하면 겨울 내내 먹은 음식물 찌꺼기가 인체 내에 쌓인다. 추운 겨울에는 거의 활동을 하지 않기 때문이다. 또한 영양소는 체온 유지와 작은 활동에만 쓰여 인체는 지방과 독의 저장 창고가 된다.

그러다가 봄이 오면 땅을 갈고 씨앗을 뿌리는 노동의 시간을 맞이한다. 이때 겨울 내내 쌓인 독소를 배출하려는 움직임이 시작되고 자연은 식물을 선물한다. 봄에 돋아나는 채소들은 대개 쓴맛을 내는 냉이나 씀바귀다. 이는 간 기능을 되살리고 몸의 독소를 청소하기에 좋은 식물들이다. 과일은 보통 신맛을 내는 앵두, 자주, 살구가 열리는데 이러한 과일은 장을 청소해준다.

이것은 겨울 내내 장에 쌓인 지방을 제거함과 동시에 신맛으로 면역을 강화해 원기를 회복시키려는 자연의 섭리라고 보면 된다. 이때부터 인체는 기력을 되찾고 근육을 움직여 노동을 시작한다.

▼ 치아 구조에 따른 먹거리와 계절

치명	식품	식품 종류	껍질	계절
절치	과일, 채소	과일, 채소류	1겹	봄, 여름, 가을
구치	곡식	쌀, 밀, 콩, 조, 녹두 등	2겹	가을, 겨울
견치	육식			
	견과	호두, 잣, 밤 등	3겹	가을, 겨울

▲ 껍질은 식품을 보호한다. 지방질이 많은 견과류는 3겹의 껍질이 단단히 보호하고 있다. 지방에 산소가 닿으면 산화 부패가 발생해 인체에 해롭기 때문이다.

2 올바른 식사 시간

사람은 하루에 세 끼 식사를 하도록 성장 단계부터 습관화되어 있다. 그러므로 세 끼 식사를 규칙적으로 하는 것이 좋다.

아침은 오전 7시, 점심은 오후 1시가 좋으며 저녁은 간단히 하되 저녁 7시를 넘기지 않는 것이 바람직하다. 만약 9시 이후나 늦은 밤에 야식을 하면 위에 상당한 부담을 준다. 늦은 시간에 저녁 식사를 하는 것도 이빨로 자기 무덤을 파는 격이다.

아침은 단백질 위주로 든든히 먹는 것이 좋다. 밤새도록 위가 충분히 휴식을 취해 소화력이 가장 왕성하기 때문이다. 점심은 아침보다 간단히 먹는 것이 좋고 저녁은 아주 간단히 먹는 것이 바람직하다. 신체나 정신적인 노동을 많이 한 상태라 소화에 어려움을 주지 않기 위해서다.

그런데 현대인은 아침을 거른 상태에서 점심을 먹으며 저녁에 폭식을 한다. 이것이 습관화하면 수명이 단축되고 질병에 걸리기 쉽다. 혹자는 소식을 하면서 하루에 다섯 끼 식사를 하는 것이 좋다고 말하기도 한다. 하지만 위에서 위산을 분비하고 재정립하는 데 대략 4시간이 걸리므로 이는 건강 상식에서 벗어난 이론이다.

특히 하루 세 끼 식사보다 두 끼 식사가 건강에 더 좋다. 물론 이것은 아침과 점심만 먹는 것이어야 한다. 다이톡스를 할 경우 이 방법은 더 효과적이다.

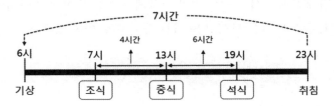

3 다이톡스 후 금해야 할 음식

다이톡스는 보통 지방에 쌓인 독소를 제거하고 질병을 일으키는 비만을 해결하기 위해 실행한다. 그렇다면 독과 비만을 일으키는 음식을 다시 섭취하지 않는 것이 중요하다. 경험해봤을지도 모르지만 다이톡스가 끝나면 다시 달콤한 맛에 이끌린다. 이때 인내심을 발휘해 절제해야 한다. 또다시 달콤한 맛에 빠지면 헤어나지 못할 정도로 폭식할 수 있기 때문이다.

세상에 있는 음식이 대부분 살을 찌우고 비만을 유발하는 까닭에 다이톡스 후 금할 음식이 매우 많다. 우리의 혀를 자극해 몸을 포로로 만드는 음식은 상당히 상업적이다.

다이톡스 후 가장 먼저 금할 음식은 우유다. 우유는 더 이상 섭취하면 안 된다. 우유는 고단백질로 인체의 칼슘 소비를 촉진해 칼슘 부족 현상을 유발하고 소화불량을 일으켜 가스를 만드는 등 인체에 유익하기보다 해가 더 많다. 또 달걀 섭취도 금해야 한다. 좋은 달걀도 가급적 먹지 않는 것이 좋다. 그 외에 가루로 만드는 면 종류도 철저히 가려야 한다. 섬유소가 적고 당을 급속도로 올려 비만을 유도하기 때문이다. 몸을 차갑게 하고 카페인이 많은 커피 역시 피하고 지방으로 범벅이 된 피자, 통닭 등도 거리를 둬야 한다.

모든 것을 나열하자면 끝이 없겠지만 세상이 주는 음식을 다시 한 번 살펴보면서 그것이 정말 나에게 유익한지 아닌지 따져봐야 한다. 음식이 나를 살리고 또 나를 죽일 수도 있지 않은가.

▼ 다이톡스를 위한 올바른 자세

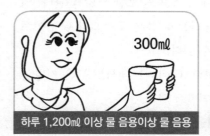

물은 항상 따뜻하게 마신다.

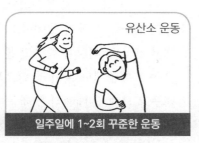

일주일에 2회 정도 꾸준히 운동을 한다.

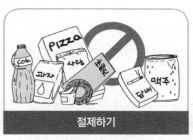

건강에 해로운 음식을 피한다.

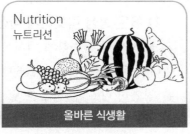

올바른 영양식을 한다.

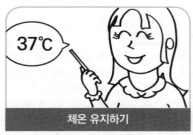

항상 정상체온을 유지하기 위해 노력한다.

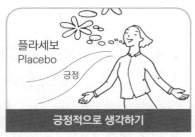

긍정은 올바른 길로 인도하는 기도다.

다이톡스를 할 때 물은 인체에서 매우 중요한 역할을 한다. 영양의 삼투압은 물이 있어야 가능하므로 물은 디톡스와 다이어트에서 가장 큰 역할을 한다고 볼 수 있다.

독소 배출에도 물이 꼭 필요하다. 다이어트에서도 물은 지방을 태우고 분해 및 배출하는 데 큰 역할을 한다.

사람들은 대부분 물의 중요성을 알지만 물의 활용법은 잘 모르는 경향이 있다. 물을 가볍게 여겨 아무 때나 마구 마시면 안 된다. 특히 다이톡스 기간에는 더더욱 세심한 주의가 필요하다.

1) 물은 항상 따뜻하게 마신다

물은 항상 따뜻하게 해서 마셔야 한다. 찬물을 마시면 신경을 놀라게 해 몸에서 흡수하는 데 시간이 걸린다. 찬물과 시원한 물은 엄연히 다르다. 찬물은 냉장고에서 꺼낸 물이나 얼음을 넣어서 마시는 찬 음료를 말하고, 시원한 물은 지하수나 냇가에 흐르는 물을 말한다. 시원한 물은 찬물보다는 좋지만, 그래도 가급적 따뜻한 물을 마시는 것이 좋다.

▶ 얼음을 넣었거나 냉장고에서 꺼낸 차가운 물은 몸의 에너지를 빼앗고 신경을 예민하게 만들며 몸을 차갑게 한다.

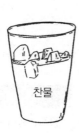
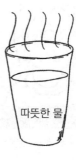

찬물

따뜻한 물

◀ 따뜻한 물은 몸의 에너지를 빼앗지 않아 사용하지 않은 에너지를 다른 용도에 적절히 사용할 수 있다.

2) 물은 식전 30분, 식후 한 시간에 마시는 것이 좋다

물은 공복에 마셨을 때 가장 이롭다. 식사와 함께 마시면 음식의 소화에 큰 영향을 주며 위산 과다 분비를 초래하기 쉽다. 음식은 순전히 효소 반응으로만 소화되는 것이 옳다. 만약 음식 맛을 잃었거나 밥맛이 없다면 물에 말아서 먹는 것보다 소식이 낫다. 특히 과일을 먹으면 입맛을 회복하는 데 좋다.

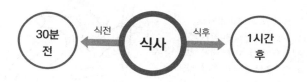

3) 물은 하루에 2리터 이상 충분히 마신다

하루에 필요한 물의 양은 대략 2리터지만 활동을 하거나 말을 하는 경우에는 물을 더 마시는 것이 좋다. 다이톡스를 할 때는 기본적으로 3리터를 마셔야 지방 분해가 용이해 다이톡스에서 기대 이상의 결과를 얻을 수 있다.

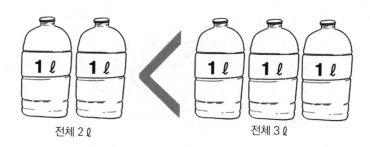

4) 물은 잠들기 2시간 전에 마신다

물을 마시고 곧바로 잠들면 순환이 되지 않아 수독(水毒)이 생길 수 있다. 그래서 아침에 일어났을 때 몸이 붓는 일이 발생한다. 물은 가급적 잠들기 2시간 전에 마시고 잠들기 2시간 전에는 물 이외에 어떤 것도 입에 넣어서는 안 된다.

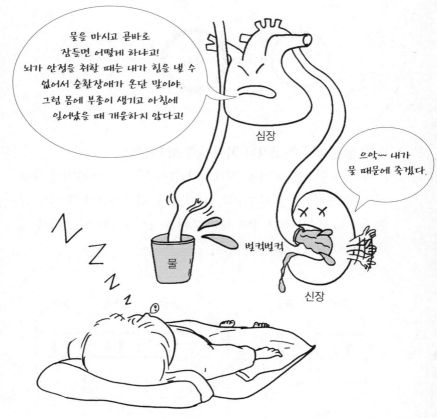

▲ 물을 마시고 최소 1시간, 여유롭게 2시간 후에 잠을 청해야 한다.

5) 물은 습관적으로 시간에 맞춰 마신다

하루에 2리터의 물을 마신다는 가정 아래 시간 계획을 짜서 마시는 것이 좋다. 식사 전과 후를 계산하고 공복에 더 마시며 잠들기 2시간 전에 마시는 것을 모두 계산해야 한다. 3리터의 물을 마시더라도 같은 방법을 활용한다.

※ 물을 마시는 시간을 습관화해 매일 충분한 양의 물을 마신다.

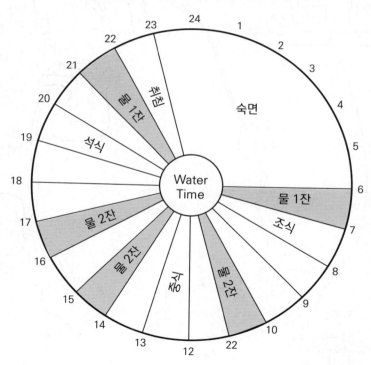

▲ 만약 3리터의 물을 마신다면 오전과 오후에 각각 두 컵씩 두 번을 더 추가한다.

6) 물 대신 마시는 차, 커피, 청량음료 등은 피한다

같은 액체라고 해서 물 대신 음료를 마시는 것은 곤란하다. 순수한 물 그대로를 마셔야 한다. 물속에 어떤 다른 것이 들어가 있다면 이는 오히려 다이톡스에서 부작용을 낳는다.

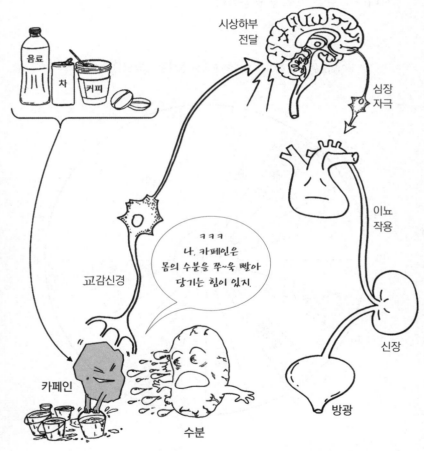

▲ 물 대신 일반 가공음료를 섭취하면 오히려 몸 안의 수분을 잃는다. 순수한 물을 마셔야 한다.

7) 감사하는 마음으로 물을 마셔라

물은 살아 있는 생명체다. 물은 스스로 생각하고 움직이는 성질이 있다. 우리가 물을 마시면 물은 왜 물을 마시는지 알고 있다. 그래서 우리가 원하는 방향으로 움직이고 활동한다.

물을 마실 때 물에 감사의 마음을 전하면서 마시면 더 좋은 결과를 얻을 수 있다. 물을 빨리 삼키지 말고 입에 머금고 느끼면서 천천히 마셔보라, 그러면 감사의 마음이 더욱 깊어진다.

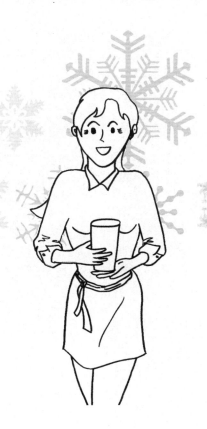

참고문헌

|참고 서적|
- 호시 게이코 저, 민병일 역, 《스트레스와 면역》, 전파과학사
- 니일 네들리 저, 조원웅 역, 《첨단과학으로 입증된 건강 생활습관》,
  국제절제협회한국총본부, 2004
- 문창길 저, 《문화병의 정복과 음식물》, 시조사, 1999
- 조병일 외 저, 《뉴스타트 건강》, 1989

|주요 검색 포털사이트|
- 네이버

다이톡스 DIETOX

1판 1쇄 찍음 2014년 9월 22일
1판 5쇄 펴냄 2024년 1월 10일

지 은 이 홍동주
펴 낸 이 배동선
　　　　　마케팅부/최진균
펴 낸 곳 아름다운사회
출판등록 2008년 1월 15일
등록번호 제2008-1738호
주　　소 서울시 강동구 양재대로 89길 54 202호(성내동) (우: 05403)
대표전화 (02)479-0023
팩　　스 (02)479-0537
E-mail assabooks@naver.com

ISBN : 978-89-5793-183-7　03510
값 7,500원

잘못된 책은 교환해 드립니다.